医師・看護師必読

臨床 外国人外来 対応マニュアル

小林国際クリニック 理事長・院長
小林 米幸 著

ぱーそん書房

■はじめに

　医療現場の医療職の立場から総合的に外国人医療について書かれた書籍が存在しなかったことから、2002年に白衣のポケットに入れていつでも持ち運べるサイズの「外国人患者診療看護ガイド」を現エルゼビア・ジャパンより出版させて頂いた。しかしながら外国人をめぐる医療機関での混乱は増え続けたため、特定非営利活動法人(NPO法人)AMDA国際医療情報センター(以下：AMDA国際医療情報センター)に寄せられた外国人関連の医療・医事相談の実例を加えて、教科書的に臨床の現場で使って頂ける1冊として2006年に永井書店より「医師・看護師・コメディカルに役立つ外国人患者への外来対応マニュアル」を出版させて頂いた。この本を書き上げたとき、これでもう外国人医療に関する本を新たに書くことはないだろうと思った。しかしながら2006年以降、外国人医療に直接関係する大きな法制度の変化がいくつか認められた。具体的な内容は後述するとして箇条書きにすると、①法務省による外国人登録制度の廃止と新たな在留管理制度の創設、②同じく法務省による医療滞在ビザの創設、③厚生労働省(以下：厚労省)による外国人患者受け入れ医療機関の認証制度の創設、④経済連携協定による外国人看護師、介護福祉士の受け入れ、である。さらに医療制度の変化も少なくなく、それは①公的保険制度における後期高齢者医療制度の創設、②結核予防法の廃止に伴う結核の感染症法2類感染症への統合、③基本健診の廃止と特定健診の創設、④ポリオ不活化ワクチンの導入、などである。さらにAMDA国際医療情報センターの各言語の相談事業(医療機関からの電話通訳を含む)が午後5時から午後8時までに延長された。

　以上から、現状に合ったより正確な情報を提供するには過去の自著

の内容、特に法制度および医療制度の内容について大きく変更せざるを得ないと思い、永井書店に連絡をしたところ、2006年に編集を担当してくださった東京支店が独立したぱーそん書房をご紹介頂いた。そして2006年発行の「医師・看護師・コメディカルに役立つ外国人患者への対応マニュアル」の内容に修正・変更する形で新たな書籍として発行することができることとなった。関係者の方々には心から感謝する次第です。

　なお、本書の中の「ケース」は主に外国人医療に関する無料医療・医事電話相談、電話通訳を9ヵ国語で受け付けているAMDA国際医療情報センター東京オフィスと同センター関西オフィスにかかってきた年間約5,000件に迫る電話相談の中から相談者のプライバシーに十分に配慮して実例として抜粋した。相談者には外国人患者も日本の医療機関、医療従事者もさらには行政に所属する人たちも含まれており、すなわち外国人の側と受け入れ側である日本側からの両者の相談が含まれている。相談の内容、いきさつについては相談者の訴えを「状況を正しく把握しているもの」という前提で捉えてコメントを加えた。なにぶん、電話相談という手段故に相談者の言い分が誤解であった、あるいはデマであったということも危険性としてないわけでもないということも、十分承知のうえであるということをご了承願いたい。

【こんなとき、どうする ― 外国人患者トラブルケース紹介】

　本書の随所に挿入される「ケース」は、AMDA国際医療情報センターに2001年4月以降寄せられた電話相談より抜粋、関係者のプライバシーに極力配慮しつつ、内容は一言一句、記録どおりに忠実に掲載した。

　各々についてコメントを加え、さらにキーワードを4つ以内で書き出し、検索しやすくした。

●ケース1：AMDA国際医療情報センター

・京都市のアメリカ人女性より

　昨年紹介してもらった○○医院の情報をもう一度教えてもらえないか。内科に行きたいので英語が通じるところを紹介してほしい。

　○○医院の対応：○○医院へ電話をかけ、名前（AMDA国際医療情報センター）を名乗ったところ、「何をするところですか。もうかけてこないでほしい」と言われたので、アメリカ人女性にその旨伝えた。

　AMDA国際医療情報センターも外国人の医療・医事相談組織として関係者の間では知名度が高くなってきたが、まだまだ医療機関における知名度は低い。残念であるが医療機関にこのような対応をされることもある。同センターの職員の志気が下がる一言である。

目　次

■はじめに
- こんなとき、どうする―外国人患者トラブルケース紹介
  【ケース1：AMDA国際医療情報センター】

1 なぜ「外国人医療」が医療機関および医療従事者にとって見過ごせない問題であるのか —— 1
1. わが国における外国人に関する各種統計からみた「外国人医療」の必要性 —— 1
2. 外国人医療をめぐる変遷 —— 1
3. 地域医療の第一線である開業医レベルで外国人のプライマリ・ケアを担わなければならない理由 —— 3

   【ケース2：エイズ、通訳………5】

2 2006年以降の外国人医療に関係する法制度の改変 —— 6
1. 外国人登録法の廃止と新たな在留制度の創設 —— 6
2. 医療滞在ビザの創設 —— 7
3. 外国人患者受け入れ医療機関認証制度 —— 7
4. 経済連携協定(EPA)による外国人看護師・介護福祉士の受け入れ —— 8

3 外国人を診ることに法律的問題はないのか —— 9
1. 密入国 —— 9
2. 不法滞在 —— 9

   【ケース3：不法滞在、医療費………11】

4 外国人を診察していくうえで問題になることは何か？ —— 13
1. 患者の国籍 —— 13

   【ケース4：通訳………13】

2. 医療と文化 —— 14

   【ケース5：イスラム教、医療習慣………15】

3. 医療制度の違い —— 15
4. 医療費 —— 15

【ケース6：医療費、自費診療………*16*】
5．疾患の違い ———————————————————————————— *16*
　　　【ケース7：疾患の違い………*17*】
6．輸入感染症 ————————————————————————————— *18*

5 コミュニケーションの諸問題 ———————————————— *19*
1．医療機関の外部掲示 ———————————————————————— *19*
　　　【ケース8：掲示………*20*】
2．医療機関の内部表示 ———————————————————————— *21*
　　　【ケース9：掲示………*23*】
3．受付 ——————————————————————————————— *24*
4．診察室にて ———————————————————————————— *24*
　1）まず名前を名乗ろう ——————————————————————— *24*
　2）ゆっくり、平易な日本語で話しかけてみよう ———————————— *24*
　　　【ケース10：応対、その他………*25*】
　3）「はい」の返事に要注意 —————————————————————— *26*
　4）外国人も日本の医療システムの中に取り込んでいくことが肝要 —— *26*
　　　【ケース11：その他………*27*】
5．コミュニケーションが取れないときの補助手段 ————————————— *27*
　1）翻訳グッズ ——————————————————————————— *27*
　　①16ヶ国語対応診察補助表 ———————————————————— *28*
　　②9カ国語対応服薬指導の本 ——————————————————— *29*
　　③医療職・事務職必携7ヶ国語対応外国人患者のための入院ガイド — *30*
　　　【ケース12：翻訳………*31*】
　　　【ケース13：外国語書類………*31*】
　　　【ケース14：証明書、診断書………*32*】
　2）通訳について —————————————————————————— *32*
　　①特定非営利活動法人 AMDA 国際医療情報センターの電話通訳、
　　　電話相談 ———————————————————————————— *32*
　　②東京都保健医療情報センター（ひまわり）外国人対応 ——————— *36*
　　③東京都保健医療情報センター救急医療通訳事業 ———————————— *36*
　　　【ケース15：通訳………*36*】
6．通訳の上手な利用方法について ——————————————————— *37*
　1）通訳としての能力は千差万別 ——————————————————— *37*
　　　【ケース16：通訳………*37*】
　　　【ケース17：通訳………*40*】
　　　【ケース18：通訳………*40*】
　2）通訳と患者の関係、連絡先を確認しておくべき ——————————— *41*
　　　【ケース19：通訳………*41*】

【ケース20：通訳………42】
　3）上手に医療側のペースで通訳を誘導する ———————— 43
　　【ケース21：通訳、インフォームド・コンセント………43】
　　【ケース22：通訳、インフォームド・コンセント………44】
　4）通訳業務は卓球の球のようなものであってほしい ———— 45
　　【ケース23：通訳、不法滞在、妊娠出産、児童福祉法第22条（入院助産）………45】
　　【ケース24：エイズ、通訳………46】
　　【ケース25：精神医療、通訳………46】
　5）診療時間のロスを少なくするために ———————————— 47

6　医療に影響を与える文化・習慣、考え方の違い ———— 48
　　【ケース26：日本人医師に対する不信感………48】
　1．むやみに頭をなでてはいけない ———————————————— 49
　2．イスラム女性の診察には女性医師というのが原則 ———— 50
　　【ケース27：イスラム教、妊娠出産………50】
　3．身体を見られることが恥ずかしい ———————————————— 51
　4．女性の診察を行うときには必ず女性スタッフに付いてもらう ———— 52
　　【ケース28：イスラム教、医療習慣………53】
　5．着飾って医療機関に行く ———————————————————— 53
　6．タイ人のネックレス ———————————————————————— 54
　7．お産に対する考え方 ———————————————————————— 55
　　【ケース29：妊娠出産………56】
　　【ケース30：妊娠中絶………56】
　8．自分の血液型を知らない ———————————————————— 57
　9．子どもの肥満について ———————————————————————— 58
　10．食事に関するタブー ———————————————————————— 59
　11．アルコール類について ———————————————————————— 60
　12．ビタミンに対する信奉 ———————————————————————— 60
　　【ケース31：サプリメント、医療の違い、国民健康保険………61】
　13．点滴に対する信奉 ———————————————————————————— 61
　　【ケース32：医療習慣………62】
　14．割礼 ———————————————————————————————————— 62
　15．薬の使用方法について ———————————————————————— 63
　　【ケース33：薬………65】
　16．上座部仏教（いわゆる小乗仏教）のお坊様を診察するときには ———— 65
　17．ほくろから生える毛は剃らない ———————————————— 66
　18．コインで身体を強く擦り付ける ———————————————— 66
　19．刺青 ———————————————————————————————————— 68
　20．「あつい」という表現 ———————————————————————— 70

21. 慢性疾患に対する考え方 ──── 70
    【ケース34：疾患の違い………71】
    【ケース35：疾患の違い………71】
    【ケース36：時間を守らない………72】
22. インフォームド・コンセントと人権 ──── 72
    【ケース37：文化………74】
    【ケース38：治療………74】

7 食事指導で注意すべきこと ──── 75

8 日本の医療と海外の医療の違い ──── 76
【ケース39：医療の違い………76】
【ケース40：外国人医療労働者………77】
【ケース41：外国人医療職………77】
【ケース42：外国人医療職………78】

1. 国民皆保険制度 ──── 78
   1) 処方日数に縛りがある ──── 79
   2) 処方できる薬剤は病名により制限されている ──── 79
   【ケース43：薬………80】
   【ケース44：薬………80】
   3) 薬剤の1日処方量に制限がある ──── 81
   4) 病名により検査にも縛りがある ──── 81
   【ケース45：健診、保険適用………81】
   5) 公的保険では適用にならない医療がある ──── 82
   【ケース46：公的保険適用………82】
   【ケース47：公的保険適用………83】
   【ケース48：公的保険適用………83】
2. 医療機関の受診の仕方の違い ──── 84
   【ケース49：予約………84】
   【ケース50：医療の違い………85】
   【ケース51：医療の違い、苦情………86】
3. 医師と患者の関係の違い ──── 87
   【ケース52：医療の違い………87】
   【ケース53：医療の違い………88】
   【ケース54：母国医師………88】
4. 予防接種に関する違い ──── 89
   【ケース55：予防接種………89】
   【ケース56：予防接種………90】

9 医療費の問題 ──── 91
1. 外国人医療の難しさは医療費にあり ──── 91

目 次

2. 外国人でも利用できる日本の医療・福祉制度とその関連事項 ―― 92
  1) 健康保険 ――― 92
     【ケース57：健康保険………*93*】
     【ケース58：短期滞在、医療費………*93*】
     ①外国人の加入資格 ――― 96
     ②毎月の保険料 ――― 96
     ③加入のメリット ――― 96
     【ケース59：健康保険、妊娠出産………*97*】
     【ケース60：妊娠出産………*97*】
     【ケース61：不法滞在、妊娠出産………*98*】
     【ケース62：不法滞在、自費診療、養育医療………*98*】
     【ケース63：不法滞在、妊娠出産、養育医療………*99*】
     【ケース64：不法滞在、妊娠出産………*100*】
     【ケース65：不法滞在、妊娠出産、医療費、養育医療………*100*】
     【ケース66：不法滞在、母子福祉法第22条………*101*】
  2) 国民健康保険 ――― 101
     ①外国人の加入資格 ――― 101
     ②外国人の加入手続き ――― 102
     ③保険料 ――― 102
     ④加入のメリット ――― 103
     ⑤遡り加入 ――― 104
     【ケース67：国民健康保険………*104*】
     【ケース68：国民健康保険………*105*】
     【ケース69：国民健康保険………*105*】
     【ケース70：国民健康保険………*106*】
     【ケース71：国民健康保険………*106*】
     【ケース72：不法滞在、国民健康保険………*107*】
     【ケース73：保険証、児童福祉法第22条………*107*】
     【ケース74：国民健康保険、妊娠出産………*108*】
     【ケース75：短期滞在、不法滞在、妊娠出産………*108*】
     【ケース76：短期滞在、国民健康保険………*109*】
  3) 後期高齢者医療制度 ――― 109
  4) 生活保護法 ――― 110
     ①外国人に対する適用 ――― 110
     ②申請方法 ――― 110
  5) 結核に関する法律 ――― 111
     ①外国人に対する適用 ――― 111
     ②結核の公費助成 ――― 111
  6) 労災保険 ――― 111
     ①外国人に対する適用 ――― 112
     ②申請方法 ――― 112
     ③母国帰国後の補償について ――― 112

【ケース77：通訳、労災………113】
- 7）児童福祉法第22条―出産に関する助成制度 ——— 113
  - ①外国人に対する適用 ——— 113
  - ②申請および相談窓口 ——— 113
  - ③具体的運用 ——— 114
- 8）乳幼児の予防接種 ——— 114
  - ①外国人に対する適用 ——— 114
  - ②外国人の無料接種の判断について ——— 115
  - ③予防接種に関する行政の広報の問題点 ——— 116
  - ④留学の際に関係してくる予防接種 ——— 116
  - 【ケース78：予防接種………117】
- 9）行旅病人及行旅死亡人取扱法 ——— 117
  - ①外国人に対する適用 ——— 118
  - ②申請および相談窓口 ——— 118
  - 【ケース79：行旅病人及行旅死亡人取扱法………118】
  - 【ケース80：短期滞在、医療費、民間保険、行旅法………118】
  - 【ケース81：短期滞在、医療費………119】
  - 【ケース82：短期滞在、医療費………120】
  - 【ケース83：不法滞在、自費診療、医療費………120】
  - 【ケース84：短期滞在、医療費………121】
- 10）自治体が主催する各種検診 ——— 121
- 11）母子手帳 ——— 122
  - ①外国人への発行 ——— 122
  - ②外国語の母子手帳 ——— 122
  - 【ケース85：母子手帳………123】
  - 【ケース86：不法滞在、妊娠出産、母子手帳………123】
- 12）特定疾患の医療費助成(特定疾患治療研究事業) ——— 124
  - ①外国人に対する適用 ——— 124
- 13）身体障害者福祉法による身体障害者手帳の交付 ——— 124
  - ①外国人に対する適用 ——— 125
  - ②身体障害者手帳とエイズ ——— 125
  - 【ケース87：エイズ、通訳………125】
  - 【ケース88：エイズ、帰国………126】
- 14）精神保健福祉法措置入院 ——— 127
  - ①外国人に対する適用 ——— 127
  - 【ケース89：精神医療………127】
- 15）養育医療(母子保健法第16条) ——— 127
  - ①申請方法 ——— 127
  - ②外国人に対する適用 ——— 127
- 16）乳幼児医療費助成制度(いわゆる㋳) ——— 128

①外国人に対する適用 ————————————————————— *128*
　2．外国人医療に関して医療機関が利用できる制度 ——————— *128*
　3．民間損害保険、海外民間保険を持った患者の受け入れについて —— *129*
　　1）民間損害保険、海外民間保険は医療費の未納問題とは無縁 ——— *129*
　　　【ケース90：民間保険………*130*】
　　　【ケース91：民間保険………*130*】
　　2）英文証明書を簡単に作成するには ————————————— *131*
　　3）もめ事の種になる証明書作成費用 ————————————— *131*
　　　【ケース92：民間保険………*132*】
　　4）証明書を作成しないで済む方法 —————————————— *132*
　　　【ケース93：民間保険、外国語書類………*133*】
　　　【ケース94：民間保険、医療費………*133*】
　　　【ケース95：苦情、民間保険………*134*】
　　　【ケース96：民間保険、通訳………*134*】
　4．日本の公的保険を持たない患者の診療—自費診療について ——— *135*
　　1）自費診療とは ————————————————————— *135*
　　2）どのような人が自費診療となってしまうのか？ ———————— *135*
　　　【ケース97：不法滞在、医療費………*136*】
　　　【ケース98：自費診療、医療費………*137*】
　　3）民間会社の保険と国民健康保険など公的保険との違い ————— *137*
　　4）自費診療の費用はどのように決まっているのか？ ——————— *138*
　　　【ケース99：不法滞在、医療費………*138*】
　　5）保険点数10割以下の自費診療を取り入れている医療機関はあるのか？
　　　 ———————————————————————————— *139*
　　6）自費診療の費用についての問題点 ————————————— *140*
　　　【ケース100：エイズ、不法滞在、医療費………*140*】
　　　【ケース101：不法滞在、医療費………*141*】
　　　【ケース102：自費診療、医療費………*141*】
　　　【ケース103：イスラム教、自費診療、医療費………*142*】
　　　【ケース104：不法滞在、医療費未納………*142*】

10　診療を始めるための準備 ———————————————— *143*

11　「お金が払えない」と言われたら ————————————— *145*
　1．インフォームド・コンセントを徹底させよう ————————— *145*
　　　【ケース105：インフォームド・コンセント………*145*】
　　　【ケース106：苦情………*146*】
　　　【ケース107：苦情、インフォームド・コンセント………*146*】
　　　【ケース108：苦情、通訳、インフォームド・コンセント………*147*】
　2．どこまで医療を行うべきか？ ———————————————— *147*
　3．自費診療の場合なら ———————————————————— *148*

【ケース109：短期滞在、医療費、民間保険………*149*】
　4．ジェネリック医薬品の活用 ——————————————————— *149*
　5．分割払い ——————————————————————————— *150*
　　　【ケース110：自費診療、医療費、分割払い………*150*】
　6．ディスカウント ————————————————————————— *151*
　　　【ケース111：通訳、インフォームド・コンセント、医療の違い………*151*】
　　　【ケース112：苦情、インフォームド・コンセント………*151*】
　7．外国人が使える制度の利用 ———————————————————— *152*
　　　【ケース113：不法滞在、医療費、帰国………*152*】

12 帰国を希望した場合 ———————————————————— *154*
　1．現地への紹介状 ————————————————————————— *154*
　　　【ケース114：帰国………*154*】
　2．情報提供書の宛先―どこの医療機関宛に紹介すべきか？ ——————— *155*
　　　【ケース115：不法滞在、医療費、帰国………*155*】
　　　【ケース116：不法滞在、医療費、帰国………*156*】
　　　【ケース117：通訳、帰国………*156*】
　3．不法滞在になってしまっていたら ————————————————— *157*
　　　【ケース118：不法滞在、帰国………*157*】
　　　【ケース119：不法滞在、医療費、帰国………*158*】
　　　【ケース120：不法滞在、医療費、帰国………*158*】
　4．航空会社への診断書 ——————————————————————— *160*
　　　【ケース121：不法滞在、帰国………*160*】
　5．重症患者を外国へ移送する民間会社の存在 ————————————— *162*
　　　【ケース122：帰国………*162*】

13 患者が死亡した場合 ———————————————————— *164*
　1．宗教による制限 ————————————————————————— *164*
　2．不法滞在者の遺体の処遇 ————————————————————— *164*
　　　【ケース123：不法滞在、死亡………*165*】

14 エイズについて ——————————————————————— *166*
　　　【ケース124：エイズ………*168*】
　　　【ケース125：エイズ、通訳………*169*】
　　　【ケース126：エイズ、通訳………*169*】
　　　【ケース127：エイズ、通訳………*170*】

15 その他、特に注意すべき事柄 ——————————————— *171*
　1．海外での医療の継続、関連事項についての依頼 ———————————— *171*
　　1）予防接種 ——————————————————————————— *171*

2）海外で行ってきた抗がん薬投与などの一連の治療の継続 ――― *171*
　　【ケース128：医療の違い、薬………*171*】
　3）避妊のための徐放剤(インプラント)の手術による摘出 ――― *172*
　　【ケース129：医療の違い………*173*】
　　【ケース130：医療の違い………*173*】
2．医学的に根拠の薄い診断書の作成を頼まれたら… ――――――― *173*
　　【ケース131：証明書、診断書………*174*】
3．保証人になってほしいという依頼 ―――――――――――――― *175*
4．保険証の不正使用 ――――――――――――――――――――― *175*
　　【ケース132：保険証、不法滞在………*175*】
　　【ケース133：保険証、不法滞在………*176*】
　　【ケース134：保険証………*176*】
5．海外にいる人を治療のために日本に呼び寄せたいと言われたら ――― *177*
　　【ケース135：来日医療………*178*】
　　【ケース136：自費診療、来日治療………*179*】
　　【ケース137：自費診療、来日医療、証明書、診断書………*180*】

16　外国人医療…今後の課題 ――――――――――――――― *182*

■あとがき

1 なぜ「外国人医療」が医療機関および医療従事者にとって見過ごせない問題であるのか

1. わが国における外国人に関する各種統計からみた「外国人医療」の必要性

　従来、わが国の外国人管理の基本であった外国人登録法による登録者は東日本大震災の前年までバブル崩壊の時期を含めて35年、一貫して増加していた。東日本大震災により一時的な減少はあったものの、2012年7月9日をもって廃止された外国人登録法に替わる新たな在留管理制度によると、2013度末における在留カードを所持する外国人は206万6,445人であるという。2014年4月におけるわが国の総人口は1億2,704万人（総務省統計局発表）であり、在留カードを所持する外国人はわが国総人口のおよそ1.6%を占めていることとなる。在留カードを所持することができるのはわが国に合法的に3ヵ月以上滞在する資格をもった外国人であり、短期の観光客、商用でやってきた人たち、さらには在日米軍の関係者、各国の大使館関係者たちは外交特権がある代わりに在留カードを取得することはできない。こういう人たちをすべて合わせると1.6%をはるかに超える外国人が毎日存在しているのがこの日本である。すなわち医療機関で100人患者さんを診ると2人は外国人が含まれているというのが今の日本の現状である。すなわち医療機関にとってはもはや外国人の診療は避けては通れないものであるということになる。

　さらに2014年におけるわが国の生活保護者数は200万人をわずかに上回っており、これは在留カードを所持する外国人数206万6,445人とほぼ同数である。生活保護者の方々に配慮するさまざまな法律がある中で、ほぼ同じ人口集団である在留外国人が基本的人権に基づいてわが国の中で適切な医療が受けられるよう、さまざまな工夫と支援がなされるべきであろう。

2. 外国人医療をめぐる変遷

　1980年代後半から2000年頃まで外国人医療の最もセンセーショナルな問

題点といえば不法滞在者の医療費未払いであった。医療費未払いによる巨額の赤字を背負い込む医療機関のニュースが新聞やテレビなどで報道されていた。このため、医療費未払いを生み出さないために不法滞在者にもわが国の公的保険を適用すべしという活動をする人たちも現れた。いずれにしても当時の外国人医療の主な問題とは「招かれざる外国人が医療機関で引き起こすお金の問題」であり、「招かれざる外国人」と深くかかわっていたのが民間のあっせん業者であったことから、外国人患者の受け入れについてはなかなか医療機関側の理解を得にくい状況であったと言えよう。

　ところが少子高齢化が加速度的に現実となってきた2010年代になり、外国人医療は大きく変化していく。少子高齢化による労働力不足から国内産業の競争力が低下することを憂えた産業界が、その不足するであろう労働力を外国人労働者で補おうという意見を持ち始めたからである。それは不法滞在者を取り締まって母国に帰国させるとともに2012年7月9日をもって外国人登録法を廃止し、新たな在留制度を創設することとなって現れた。さらにリーマンショックで落ち込んだ日本経済を外国人観光客の増加といわゆるメディカルツーリズムで活性化させようという試みは官民挙げての運動となっている。2010年には法務省により医療滞在ビザが創設され、2011年には厚労省による外国人患者受け入れ医療機関認証制度が創設された。また2013年にはタイ国をはじめとする東南アジア諸国の人々に対して、15日間の期限付きだが一定の条件を満たす場合のビザなし渡航が解禁となった。

　このような官民挙げての外国人医療へのオールジャパン的取り組みは2020年のオリンピックの開催に向けて大きく動こうとしている。このような動きのすべてが悪いとは思わないが、観光客が病に倒れたときの受け入れといい、メディカルツーリズムといい、いずれもわが国の公的保険診療の枠内のことではなく、保険外診療に該当する。医療機関からみるといわゆる「儲かる」患者である。わが国には200万人を超える在留カードをもつ外国人が隣人として地域住民として生活しており、これらの人々の多くは私たち日本人と同じ公的保険に加入している。彼らが私たち日本人と同じように、地域の中で基本的人権に則った医療を受けることができることがなおざりにされるようであってはいけないと思う。

3．地域医療の第一線である開業医レベルで外国人のプライマリ・ケアを担わなければならない理由

　近年、外国人の方々の国内在住率の増加に伴い、地域医療の中核としての開業医を含む第一線医療機関を外国人が受診するケースも増えているかと思われる。日本人が利用しているかかりつけ医や病診連携システムという地域医療のシステムの中に彼らを受け入れることが非常に重要である。たとえ外国人が一握りの人たちであったとしても私たち日本人と同じ日本という国、社会に暮らす人々が医療の恩恵を蒙ることができないというのは彼らの基本的人権が守られていないということであり、それは極めて憂慮すべき事態だからである。しかし2013年末の在留カード所持者は206万6,445人という数字をみていくと、わが国において医療を行ううえで外国人患者の存在はもはや「一握りの特別な人たち」として例外視できる数字ではない。さらに上記の数字に含まれない「子どもの国籍が日本であっても母親が外国人」という場合も少なくない。外国人の母親が付き添ってきた場合、母親に説明、納得してもらうという行為は外国人の子どもを扱うこととなんら変わりはない。

　東京には外国人だけを対象にし、日本の公的保険（健康保険、国民健康保険）を受け入れていない特殊ともいうべき医療機関が存在する。このような医療機関では主に欧米式の予約型の医療を受けることができる。その医療機関の中において外国人患者を診察するだけという限定付きの許可をわが国政府から取得した欧米人の医師を雇っている医療機関もある。このような医療機関の存在意義は一定に評価すべきであるが、これらの都心の医療機関に通院できる距離には限界があり、またわが国の公的保険を受け入れる保険医療機関ではないが故に医療費が相当に割高であることから、受診できる患者層にもおのずと制限が加わる。よって日本における外国人の医療は上記外国人専門医療機関を受診したいという一部の人たちは別として、一般論でいうと先にも述べたように日本人同様に「かかりつけ医」「病診連携」という日本医師会が唱えるシステムの中に集約すべきものであると考える。そのためにも過去に外国人患者を受け入れるということでどのようなトラブルが起こったのか、起こりうるのかを解析して理解しておくことが大切なのである。

私たち医療従事者は「外国人である」という理由で、あるいは「日本語が話せない」という理由で外国人患者を拒むことは許されない。拒否することは許されないと非難することは簡単であるが、ではどのようにしたら外国人患者を受け入れることができるのであろうか？　外国人が日本人同様の医療を受けることができるためには私たち日本人社会、日本人医療従事者は何をどのようにしたらよいのであろうか？　もし外国人医療について何も知識がないまま医療機関への受け入れを無理やり行うならば、さまざまな混乱を医療機関の中に引き起こし、結局は外国人を受け入れようと努力した多くの良心的医療機関・医師をはじめとする医療従事者を外国人医療から遠ざける結果に終わる可能性が極めて高い。外国人をどのようにして医療機関に受け入れたらよいのか、苦い失敗例も含めてそのノウハウを知ることが必要なのである。

　著者は神奈川県大和市立病院に勤務しながら1985年より市内に存在したアジア福祉教育財団難民事業本部傘下のインドシナ難民大和定住促進センターに入所したカンボジア人、ラオス人の医療に深くかかわり、日本語が不自由である人たちが満足すべき医療を受けることの厳しさ、彼らに納得のいく医療を行うことの難しさを身をもって体験してきた。そして1990年1月には同市内に外国人も日本人同様に地域住民として受け入れることをコンセプトとした小林国際クリニックを開設、2014年9月末までに72ヵ国の新規患者8,200人、延べ5万8,729人の外国人を診察した。さらに岡山に本部をもつ、当時は非営利任意団体であったAMDAの数人の仲間に外国人の医療・医事相談に電話で答える組織の設立を提言。1人100万円ずつの寄付金で集めた600万円をもとに1991年4月に東京にAMDA国際医療情報センターを設立。以後大阪にも同センター関西オフィスを開設し、東京で年間約4,000件、大阪で年間約1,000件の外国人からのまたは外国人に関する医療・医事相談を受けている。

　本書はこれらの経験から「外国人を外来で受け入れていくためにはどのようにしたらよいのか、どのような点に気をつけるべきなのか」「国籍に関係なく良質の医療を提供するにはいかにしたらよいのだろうか」について書き下ろし、数多い電話相談例について検討を加えて解説したものである。

●ケース 2：エイズ、通訳

・タイ人男性(東京都)の件で、○○○○病院の MSW 男性(日本語/東京都)から
 タイ人が入院中で、HIV とわかり、告知をしたい。

　タイ人は一般的に日本人同様、英語は苦手である。それは欧米列強がアジアを植民地化していた第二次世界大戦の前の話であるが、タイの東側にある現在のベトナム、カンボジア、ラオスはフランスの植民地となっていた。それに対してタイの西側のミャンマー、バングラデシュ、インド、スリランカ、パキスタン、アフガニスタン、ネパール、南側であるマレーシアはイギリスの植民地とされていた。

　すなわちタイは自己努力だけでなく、タイをめぐって争いを起こしたくないというフランスとイギリスの共通の考えをうまく利用して緩衝地帯として独立を保った国なのである。故に庶民はまず英語ができないと考えた方が無難である。当然、日本語も通じない。こういう人に HIV 感染の告知をし、正確に病状を理解してもらい、今後の治療方針を確立するためにはタイ語の通訳がどうしても必要である。患者のためだけでなく、受け入れる日本の医療従事者のためにも必要なのである。

　エイズに限らず日本の中で外国人の診療を地域医療として行い、かかりつけ医、病診連携といった日本の制度の中に取り込むことが重要としても言葉が通じなければ如何ともし難い。少子高齢化を迎え、外国人労働者を労働力の補強のために大量に入れるということを政府も経済界も考えているようであるし、いずれ実現するとは思う。

　だがそのときに地域の医療機関に「外国人だからといって診療拒否するな」と言っても、現在のままでは地域の医療機関からみてもある意味、困惑する話である。地域の医療機関が、医師が、医療従事者が安心して外国人を診療できるシステムをつくりあげることなくして、外国人労働者の大量の入国が実現したら地域医療に混乱を招くばかりであろう。

2　2006年以降の外国人医療に関係する法制度の改変

1．外国人登録法の廃止と新たな在留制度の創設

　1952年に制定され、長くわが国の外国人管理の基本となってきた外国人登録法は2012年7月9日をもって廃止され、新たな在留制度がスタートした。外国人登録法では、わが国に合法的に3ヵ月以上在留する外交特権をもたない外国人は市町村区役所でパスポートを提示して外国人登録証を発行してもらわねばならなかった。外国人は住民基本台帳には載らず、すなわち住民票は存在せず、それに代わるものが外国人登録証であった。新たな在留制度では、わが国に3ヵ月以上合法的に在留する外交特権をもたない外国人は市町村区役所でパスポートを提示して在留カードを発行してもらわねばならない。さらに日本人と同じく住民基本台帳に載ることになった。

　制度が変わるということはもちろん制度の名称が変わるだけではない。外国人登録法下では、市町村区役所で外国人登録証を発行してもらうということは、日本人にとっての住民登録するという行為に該当し、すなわち市区町村の住民となるということであった。市町村区役所の中には不法滞在者に対しても人道上という理由で外国人登録証を発行する自治体が数多く認められた。すなわち外国人登録法の下では国レベルでは不法滞在者であっても、外国人登録が認められれば地域の自治体の住民であるという外交に関するダブルスタンダードが存在していたわけで、それが医療機関にある種の混乱を引き起こしていた。

　2012年7月10日以降の新たな在留管理システムの下では在留カードの発行は市町村区役所の窓口で行われるものの、発行していいかどうかの判断は法務省に委ねられ、すなわち不法滞在者に在留カードが発行されることはなくなった。これがよいかどうかは別として、これにより国レベルでは不法滞在であるのに地方自治体レベルでは合法滞在というダブルスタンダードは消滅したことになる。具体的に述べると、わが国には各種がん検診や小児の無料予防接種など国ではなく市区町村が行う事業が存在する。外国人登録法の

下では不法滞在者でも適用されたが、新たな在留管理制度の下では不法滞在者ははじき出されることになる。

このように新たな在留管理制度はわが国が一層外国人労働者を受け入れざるを得ない状況にある中で、過去に一時は20万人近いとも言われ、犯罪の温床になりかねないと指摘されていた不法滞在者を日本に居にくくし、帰国を促す制度と言えるであろう。

2．医療滞在ビザの創設

2010年6月に創設された。日本において治療などを受けることを目的として訪日する外国人患者などに対して発給されるものと定められ、同伴者に対しても発給される。医療機関における治療行為だけでなく、人間ドック、健康診断から温泉湯治などの療養まで幅広い分野が対象となっている。必要に応じて数次有効ビザが発給されるが、1回の滞在期間は90日以内と定められている。申請には医師による「治療予定表」の提出が必要で、身元保証機関を通じて入手することが求められる。同伴者については外国人患者などの親戚だけではなく、親戚以外の者であっても必要に応じて同伴者としての同行が可能であるとされている。また最長有効期間は6ヵ月とされている。詳細については外務省のホームページを参照して頂きたいが、ターゲットは明らかにわが国の公的保険診療の枠に収まらない、すなわち保険外診療で医療費を支払う外国人富裕層であろう。

3．外国人患者受け入れ医療機関認証制度

厚労省により2011年に創設された。誤解なきよう、先に記載しておくが、この認証がなければ外国人患者を診てはいけないということではない。医療を統合的に提供している医療機関であり、かつ第三者機関によって機能が評価されている医療機関を認証するものである。この制度そのものは日本医療教育財団が運用し、公益財団法人日本医療機能評価機構により病院機能が評価され、適切と判断されると認証される。ただこの制度は対象として大病院を想定しており、また機能評価に際して一定の料金が請求される。決して無

駄とは思わないが、私たちの隣人として地域に暮らしている外国人が遠くの認証病院まで行くとは思えない。すなわちこの制度も基本的には旅行中の外国人のけが、病など、経済界が後押しする外国人観光客受け入れの準備のための制度ではないかと想像している。すなわちターゲットはわが国の公的保険の枠外の保険外診療の患者というわけである。繰り返し述べるが、このような制度が無駄とは決して思わないが、現在既に地域で生活している外国人にとってよりよい受け入れのための制度を考えていくことこそより大切であると思う。また外国人観光客の受け入れには24時間外貨交換できる環境と医療費のカード払いの受け入れが必要であろう。

4．経済連携協定（EPA）による外国人看護師・介護福祉士の受け入れ

　この制度は外国人患者ではなく、外国人医療従事者の受け入れということであり、ここで他の制度と同列に取り扱うのは違和感があるかも知れない。但し合格者が増えると医療の国際化、あるいは外国人患者の受け入れには大きな力になるかも知れないので述べておく。経済連携協定（Economic Partnership Agreement；EPA）に基づいてインドネシアとは2008年より、フィリピンとは2009年より、そしてベトナムからは2014年より受け入れが始まっている。受け入れる職種は看護師と介護福祉士であるが、日本にやってきた時点では母国の資格をもっているとしてもわが国の資格を所持しているわけではない。看護師の場合は来日して3年以内に看護師国家試験を日本語で受け、介護福祉士の場合は3年以上介護業務に従事した後4年目に介護福祉士国家試験を日本語で受け、合格できない場合は帰国ということになる。但し国家試験を受けるまでの期間は補助士として働くことができ、日本人の同じ職種の人と同程度の給与をもらうことができる。次第に合格者は増えているが、せっかく合格しても家族と離れて暮らすのはいやという理由で帰国する人もいて、今後は合格者の家族の日本への受け入れをどうするかという問題が出てくると思われる。2014年10月には、厚労省は今後ますます増えるであろう介護分野の人材確保のために新たに留学生が介護福祉士などの国家資格を取得すれば国内で働けるようにするという方針を発表した。

3 外国人を診ることに法律的問題はないのか

　胡散臭そうな外国人を診察することに法的問題はないのだろうか？　こういう疑問をもつ人たちも少なくない。「胡散臭そう」という言葉は不適当・不穏当かも知れないが、ここではその存在が法的に問題があるかも知れない、怪しいという漠然とした意味で使った。例えば健康保険いわゆる社会保険や国民健康保険、後期高齢者医療保険などの公的保険をもっていない外国人が医療機関の窓口にやってきたときなど受け付ける側はこのような想いを抱くのかも知れない。国民皆保険制度の日本にあって公的保険を所持していないことはかくの如く目立つことなのである。回答は次のとおり、どのような立場の外国人を診察しても医療を施す側としての責任を問われることはない。日本においてその存在に法的問題があるケースは大別すると次の2つである。

1．密入国

　第一は密入国。密入国とは入国時に法務省入国管理局の係官のチェックを受けることなく入国することである。すなわち正規な手続きを踏まずに入国することであり存在そのものが違法。どのような経緯で日本に滞在していようとも日本にいること自体が違法ということであり、正規に日本で働くこともできなければ在留カード発給も認められず、もちろん国民健康保険に加入することもできない。健康保険いわゆる社会保険には、もし雇用している会社があるならばその会社が同意すれば加入は可能ではあるが、密入国は単独で企てて成功するものではなく、背後に大きな組織がある場合が圧倒的である。そのような組織とかかわり合いながら密入国者の健康保険いわゆる社会保険への加入を認めるというそこまでのリスクを犯す会社はないであろう。

2．不法滞在

　第二は不法滞在。密入国は自動的に不法滞在ということになるが、一般的に不法滞在といえば「入国時は合法であるが、日本政府から許可された滞在

日数を過ぎても滞在許可を更新することなく、日本に居座っている状態」の人が圧倒的に多い。相互の外交条約によって免除される場合を除き、商用、留学、タレントとして来日する外国人は原則として日本政府の在留許可証(ビザ)を取得してやってくる。在留許可はその職種、目的により期限が決められており、必要があれば期限が過ぎる前に法務省入国管理局に在留資格の延長を申し込むか、期限に従って帰国するしか方法はない。期限が過ぎた後も結果として帰国せずに日本国内に居残れば「不法滞在」となる。例えばタレントとして入国し、期限が過ぎても働いている場合、日本にいる親族を訪問するために来日、滞在期限が過ぎても帰国しない場合、留学生や日本語学校の生徒(就学生)として来日、勉強のためにアルバイトしているうちにアルバイトが本業となり、学業がおろそかになり、退学、在留資格喪失後も働いているというのが典型的である。

2012年7月9日をもって廃止された外国人登録法の下では、事は非常にわかりにくかった。不法滞在であっても人道上を唱えて外国人登録を受け付け、住人としての権利を付与する地方自治体が多かったからである。しかしながら、2012年7月10日以降の新たな在留管理制度の下では不法滞在者には在留カードは発給されず、地方自治体の住人としての権利も付与されず、わかりやすい状況となっている。ただ不法滞在者は国民健康保険には加入できないが、健康保険いわゆる社会保険には雇用している会社が手続きを取れば加入することができる。手続きの過程では被雇用者の名前、性、年齢と保険の月々の掛け金を知るために過去3ヵ月の給与額がチェックされるだけであり、外国人の場合、法的在留資格をチェックされることはないからである。

本章冒頭で述べたように密入国でも不法滞在でも診療することには法的問題はない。外来で診療している分には外国人患者の法的在留資格などのプライバシーを知ってしまうチャンスは少ない。むしろ知らずに終わってしまうことが多い。不法滞在ではなく合法的滞在であっても3ヵ月や6ヵ月の短期滞在であれば日本の公的保険(健康保険や国民健康保険)に加入できない。また1年以上の在留資格を有し、日本の公的保険に加入する資格があっても故意に加入しない人が少なくない。すなわち日本の公的保険をもっているかいないかは本人に確認するか、あるいは受け付けたカルテの表を見れば明白であるが、もっていないとしても「不法滞在」とは限らないのである。しかし入

院の場合は少々事情が異なる。医療費が払えないなどの事情でやむを得ず、外国人患者のプライバシーに踏み込まざるを得ないときがあるからである。

　日本には密入国者や不法滞在者でも適用できる医療・福祉制度がある。このような制度を利用するためには国または都道府県市町村自治体に申請を出さざるを得ず、ということは在留資格の不備についても記載を行って申請するということでもある。制度の適用を受けるならば退院後には帰国しなければならない。中には制度の適用は受けたいが、母国に帰国したくないという人も少なくない。彼らの頭の中にあるのは「病状がよくなったらまた日本で働きたい、いや働けるであろう」という非常に単純な希望的観測である。帰国の時期を失するとさらに異国でつらい経済状況の中での闘病生活が待っていることを話し、説得しなければならないこともある。

●ケース3：不法滞在、医療費

・○○人性別不明（○○県）の件で日本人女性（○○大学病院 MSW）から

　○○人の子ども（15歳）が小児癌で入院している。両親共々オーバーステイで無保険。重症で主治医によると将来的に骨髄移植が必要になるとのこと。今現在1ヵ月200万円くらいの治療費がかかっており、累積すると500〜600万円になってしまう。

　民間病院なら医療費未払い補填制度があるが国立病院には適用されない。○○領事館にも相談しているがあまり話が進んでいないようだ。在留特別許可を申請（ビザを取得して国民健康保険加入ができるように動いていると思う。日本で生まれているらしいので滞日期間は15年くらい）。今は点滴をしているので動かすのは難しいが、病状が落ち着いたら帰国させることも考えているが、○○国の医療の状況はわかるか。

　冷静に考えるとこのようなケースにすべて在留特別許可を出し、国民健康保険に加入してもらって費用をそこから負担してもらうとなると国民健康保険制度そのものが財政的に破綻するのでは？と心配になるほど、似たような状況のケースは少なくない。不法滞在しているとこのようなことも起こりうるのだということをよく両親に理解してもらいたいところである。不法滞在者に対する以前のわが国政府と地方自治体のダ

ブルスタンダード的姿勢のつけがすべて医療機関にのしかかっていると思うと、これはもはや政治の責任であろう。今後、少子高齢化に伴うさらなる外国人労働者の大量流入が予測されており、受け入れにあたってはこのような事態が起こらぬように国民的議論を踏まえた制度の充実が不可避である。

4 外国人を診察していくうえで問題になることは何か？

　小林国際クリニックでは1990年1月の開設以来、2014年9月末に至る24年8ヵ月の間に8,200人、延べ5万8,729人の外国人の診療を行った。毎日の患者数から推定するとこの数字は同期間の当クリニックの全患者数のほぼ10〜15％に値するようである。外国人も日本人同様に受け入れようという理念を掲げることは簡単ではあるが、その実践は平坦な道のりではなかった。その問題点を書き出してみる。

1．患者の国籍

　第一に外国人患者の国籍は72に上り、わが国の第一外国語である英語が通じないアジア人、南米出身者が圧倒的多数を占める。すなわち多言語での対応が必要とされるということである。言語の問題は、いかにコミュニケーションをとるかということである。
　意思の疎通のない医療行為は患者だけでなく、医師、医療従事者にとっても不安なものである。

―――――――――●ケース4：通訳―――――――――
・タイ人女性(不明/タイ語)の件で、代理人(○○○○クリニック/神奈川県)より、通訳依頼の件で
［通訳内容］
医師(通訳を介して)：タイ人女性は何を心配していますか？　教えてください。
患者(通訳を介して)：タイ人女性は身体がだるくなったため、タイから持ってきた自分の薬を1時間に30錠くらい飲んだところお腹が痛くなりました。身体を心配しているので、先生に胃を検査してほしい。
医師：今日は朝ご飯を食べましたか？
患者：はい、朝ご飯を食べました。

医師：胃を検査するには、朝ご飯を食べてはいけないのです。胃の検査ができません。今日は胃の薬を出しますので、明日か明後日もう1回ここに来てください。
患者：とりあえず、今日の薬を飲んでみます。もし身体がよくならなかったら、また、ここに来ます。
医師：わかりました。1週間分の薬を出します。
患者：ありがとうございます。

　この診療のやりとりが電話通訳なしでどこまでできるだろうか？　電話通訳は通訳が目の前にいない分、トリオフォンを使わぬ限り、時間がかかることは間違いがない。患者の中には延々と通訳に向かって電話を手放さずに話し続ける人がいるからである。しかし、電話や画像システムを用いた医療通訳はいつでも対応できる分、便利であるし、ベストではないとしてもお互いに満足する医療を行うことができる。

2．医療と文化

　第二に医療は文化の集大成であり、お互いの文化を理解し合わないと信頼関係が芽生えない場合もある。

　1つの問題にはよりよい答えは1つしか存在しないはずであるという考え方は「自分と患者とどちらの意見が正しいのか？」という方向に進む可能性を秘めている。数学のように計算式から1つの回答が出るほど、医療は単純ではない。文化も然りである。

　もしどちらの意見を採用しても身体にとって大差がないのであれば、外国人患者の不安を取り除くためにも臨機応変に譲ってあげた方がいい場合がある。

　すなわちどちらの文化が正しいのかなどと比べ合うためではなく、よりよい医療を実践するために患者の抱える文化、特に医療に関する習慣、考え方についてある程度の知識をもっておくことが必要である。

●ケース5：イスラム教、医療習慣

・国籍不明の女性(英語/千葉県○○市)より
　9月に生まれる予定の男児に割礼をしてくれる病院を紹介してほしい。

　イスラム教徒なのであろうが、日本人からみたらおよそ考えつかないようなこのような相談も少なくない。気をつけるべきは「包皮を切ればいい」という単純なものではなく、「宗教上定められた切り方があるらしい」ということである。依頼されたらイスラム教徒か留学中のイスラム教徒の医師に尋ねてみるのが一番かも知れない。どうしてもわからなければそのまま「わからない」と伝えることが一番である。

3．医療制度の違い

　第三に日本と諸外国との医療制度の違いである。
　人間は自分の慣れ親しんだ制度を標準として他のものを判断する。顕著な例が予防接種制度の違いである。これらについては市町村区役所の担当窓口に尋ねたら正解が得られるであろうと思っていたら大間違いである。もちろん中には適切な回答をしてくれる人もいるが、まずは他の市町村区役所の窓口に再度、同じ質問を投げかけてみるとよい。セカンドオピニオンを確認するというわけである。
　私の経験では相当な確率で違う答えが返ってくる。その一番の理由は公務員の移動すなわち配置転換によると思われる。例えば昨日まで水道局に勤務していた人が今日から保健福祉関係の部署に勤務するというもので、これでは答えられるわけがない。ただ不思議なのは今や役所にとっても外国人住民の存在はごくごく一部の例外ではないはずであり、彼らに対する各種制度の適用について役所の中で学ぶ機会がないのであろうか？　ということである。

4．医療費

　第四に医療費の問題がある。

多くの外国人は日本に生活基盤があるわけではなく、同じ金額であってもその重さは日本人の比ではない。わが国の公的保険に加入することができない人々も存在している。このような場合は自費診療となり医療費も高額になる傾向がある。

医療費の問題は結局は医療機関の経営にかかわってくる問題であり、医師、医療従事者の一人ひとりが真剣に考えるべき課題である。その場限りの対応は決して行ってはならない。

●ケース6：医療費、自費診療

・国籍・性別不明の外国人の件で、○○○記念総合病院から

白内障の手術を受ける予定の外国人患者がいるが、当院は自費診療では1点10円の計算ではないため、非常に費用が高額になる。独自の保険システムをもっている眼科の医療機関はあるか？　また、外国人を好意的に受け入れている眼科はあるか？

相談者が状況を非常に的確に把握している。自費診療1点10円とは自費診療10割と一般的に呼ばれているもので、これが自費診療としては一番安いはず。多分この患者は健康保険や国民健康保険という公的保険には加入していないのであろう。確かに自費診療10割の医療機関で手術を受けた方が患者の医療費の負担も少なくて済み、医療費未納を引き起こす可能性も少なくなるはずで患者のためでもある。但し、このような理由をつけて外国人患者は診ない、あるいは消極的になってしまうというような風潮が広まることは心配である。

5．疾患の違い

第五は疾患の違いである。

日本と諸外国ではさまざまな理由で異なる疾患が存在する。同じ疾患であっても頻度が異なることが多く、診断をしていくうえでどのような疾患をまずは思い浮かべるべきか、速やかな確定診断にたどりつくために必要である。

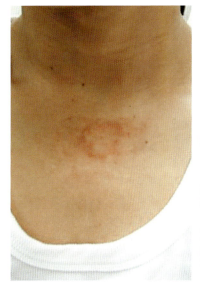

図1 ● 19歳のラオス人男性の鎖骨上部の皮膚に出現している発疹
円形でうっすら3個見える。
　皮下出血のようにも見え、3ヵ月の治療にもかかわらず改善せず来院。来日3ヵ月。通常の湿疹にしてはおかしい。
　以前にたった1回だけ見たハンセン氏病のカンボジア人患者の皮膚病変に似ているような気がして、専門医を受診するように紹介状まで書いたが、会社の社長が休みをくれないと来院しなくなった。

　有名な話では日本では胃癌が多く、アメリカでは一般的に胃癌は少ない。世界的に人の交流が激しい現在、われわれの前に見たこともない疾患を抱えた患者が現れる場合もあるであろう（図1）。
　結果として治療が遅れて患者に不利益をもたらすだけでなく、その疾患がもしも感染症であるならば社会に不安の種をまくことも十分にありうる。

●ケース7：疾患の違い

・ブラジル人男性（ポルトガル語/愛知県○○市）より
　寄生虫を調べる検査をやってくれる病院を探してほしい。最近お腹が張ったり、ガスが溜まったりすることがあり寄生虫のせいと思っているので検査を受けたい。日本語はできない。

　日本人の医師が、お腹が張るとかガスが溜まるなどの症状で、まず最初に寄生虫疾患を思い浮かべることがあるだろうか？　寄生虫疾患が多

い国からやってくると日本人医師の対応に不安と不満を感じるのであろう。ブラジルにはトリパノソーマ・クルージィという原虫がいて、これを媒介するサシガメという昆虫が人を咬むことによって引き起こされるシャーガス病という疾患があり、心肥大や鼓腸を引き起こし、破裂に至り死亡することもあることが知られている。検査を受けることができなければ患者のフラストレーションは溜まる一方であろう。これらの疾患については常日頃から勉強しておくこと、外国人を診療していて自分の思うような治療効果が得られない場合には、自分の思いつかないような疾患の存在について疑うことが大切である。なおシャーガス病については感染してから鼓腸や心肥大の症状が発現するまで、20年を超える期間が必要であるため、患者自身もサシガメに咬まれたことなど記憶にないことが多い。シャーガス病は媒介するサシガメがいなければ感染しないため、日本国内で人から人へ感染することはない。

6．輸入感染症

　海外での感染性疾患がなんらかの手段により日本国内に運び込まれ発症するのが輸入感染症と考えてよいであろう。過去には神奈川県内における西ナイル熱患者の発生、新型インフルエンザ患者の発生、2014年のデング熱患者の発生などが挙げられよう。航空機による国境を越えた人の往来があまりにも激しい今日、かなりの感染媒体が機内に潜み、上陸する、あるいは感染した人が潜伏期の状態で上陸することは今後も十分に考えられるが、このように考えると空港での水際作戦は実に心もとない。感染地域から帰国あるいはやってきた人々の診察については、専門家の意見を聞きつつ、常に疑う姿勢で臨むべきである。

5 コミュニケーションの諸問題

1. 医療機関の外部掲示

　皆さんはタイ語やヒンディ語、ペルシャ語などの文字をご存知であろうか？　共通していることはアルファベットでもなく、漢字でもない文字であるということであり、特異な能力をもっている人以外はあの文字を「文字」として読むことはできないという直感であろう。

　逆の立場で考えてみよう。漢字を読むことができない外国人からみると日本語の文字も同様に文字としては読めないのである。

　これでは病気に罹り、医院の近くまでやってきても、極端にいえば医療機関の看板を見てもどこが医院なのか、探すことができないかも知れない。ましてや診療科目や休診日などの諸情報はどうであろうか？　医療機関の外側にはこれらについての掲示を出してあるところが多いが、一般的に日本語だけで表示してあり、これでは外国人からは理解されない可能性が高い。

　故に医療機関の外部掲示は少なくとも日本語と英語の2ヵ国語表示をすべきである(**図2**)。英語での表示を勧める理由は近年日本に多いポルトガル語を話すブラジル人たち、アルゼンチン、ペルー、ドミニカなどブラジル以外の中南米出身のスペイン語を話す人たちは、英語表示があれば完璧ではないものの、おおよその意味が理解できるからである。ヨーロッパ出身の人でも花嫁として日本に定住しているフィリピン出身者でもパキスタン、インド、ネパール、バングラデシュ、スリランカ出身者でも英語表示で理解できる可能性が極めて高い。また韓国人、中国大陸出身者、台湾出身者、国籍は異なるが東南アジアに散らばる華僑の末裔なら日本語の漢字でおおよその意味が理解できる。もちろん2ヵ国語以上の言語で表示ができるスペースがあるならばさらによいことは言うまでもない。複数の言語で医療機関の外部掲示を出すことは地域に居住している外国人からみると「この医療機関は自分たちを受け入れようとしているのだ」という心強いサインに思うようである。もし外国で皆さんが日本語の表示がある医療機関、医療機関ではなくとも商店な

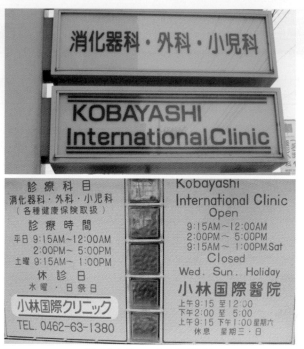

図 2 クリニックの外部掲示
上：上段に日本語で診療科を記載。下段に英語でクリニックの名称を記載
下：日本語と英語、中国語で診療時間、診察日などを記載

どを発見したらどうだろう？ ホッとするとともに入ってみようかと思われるのではないだろうか？

●ケース 8 ：掲示

・○○市の英語を話す男性より
　今○○○○駅を出たところだが、○○大学病院がどれかわからない。たくさん建物があるし、小さな入り口は見えるが、メインの入り口がわからない。

5 コミュニケーションの諸問題

　私自身、この大学病院を受診したことがないので真実は不明であるが、相談者が訴えるようにわかりにくいとしたら問題である。この規模の医療機関ともなると外国人の受診者も毎日相当数いるはずであり、外国人にもわかりやすい院内、院外掲示が必要であろう。外国人に対する「バリアフリー」の対応が必要なのである。

2．医療機関の内部表示（図3）

　医院、クリニックの類であれば内部表示にさほど気を遣わなくてもいいかも知れない。内部が広くはないので他の日本人患者が何をしているのかを注意深く見ていれば、勘のいい外国人はおおよそ自分がどのように行動すべきかを理解するからである。

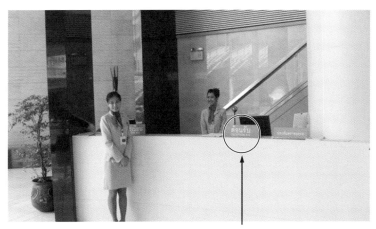

フロント・カウンターには日本語の
「受付」の文字も表記されている

図3　私立バンコック総合病院の受付（受付案内表示）
　タイ人だけでなく、英語を話す患者、日本人患者も多い。フロントの掲示もニーズを考慮して3ヵ国語で書かれている。写真では判読しにくいかも知れないが、大きなタイ語表示の下に小さな文字で、「RECEPTION」というアルファベットと「受付」という漢字が並べて記載されている。

以前に友人であるアメリカ人女性から都心にある私の母校の大学病院を受診したときの経験を聞かされたことがある。この女性、ご主人が日本人で、日本語は堪能。病院ウオッチャーでもある。「受付でね、内科の再診はこの〇〇色の線に沿って歩いていってくださいって言われたの、先生」「でね、沿って歩いて2階へ行ったの」(ここで私は、さすが母校の大学病院もやるものだなとうれしく思った)、彼女は続けて「そしたらね、〇〇色の線が途中でなくなっちゃったの」。アイデアは素晴らしいが、これが昭和が終わる頃の都心の

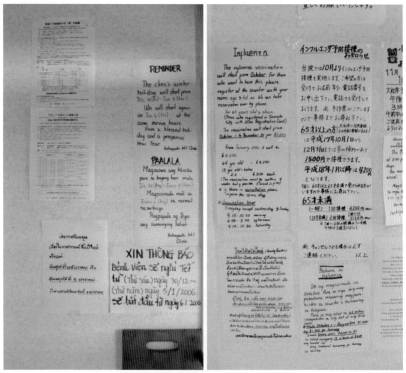

図 4　クリニックの壁に貼られた日本語、外国語でのお知らせ
　左：年末・年始の休みのお知らせ
　右：インフルエンザ予防接種のお知らせ
　英語、タガログ語、ベトナム語、タイ語が読みとれる。

大学病院の外国人患者受け入れの実態であったかも知れない。もはやこういう笑い話の類はないであろうが。このように病院と呼ばれる広い医療機関においては、レントゲンだ、CTだ、血液検査だ、尿検査だとそれぞれ別の場所に行くよう、患者に指示せざるを得ないことがある。このような場合は前もって目標地点まで異なる色で線を廊下に引いておき、各種言語で「○○色の線に沿っていけば○○に行けます」という用紙を作成しておいて渡すだけで済む。

医療機関の待合室などに医師会からのポスター、役所からの予防接種のお知らせなどが貼ってあることがある。万人が知っておくべきお知らせは当然のことながら各種外国語に翻訳して貼っておくか(**図 4**)、翻訳したものをスタッフが手渡すべきであろう。日本語が理解できなかったために予防接種が受けられなかったなどということはあってはならないことである。

院内のスタッフで外国語への翻訳ができない場合、どのような方法で翻訳すればいいのだろうか? こうなるともはや1つの医療機関で対応するのは難しいかも知れない。地域の医師会と相談し、医師会と行政あるいは県や市町村レベルの民間の国際交流協会といった団体と協力し合って地域の医療機関が外国人を診療することに対する組織的なバックアップの方法を検討すべきであろう。その中で解決していくべきと考える。

●ケース9:掲示

・アメリカ人男性(英語/○○県○○)より
　現在、整形外科受診のため○○大学病院の入り口に来ている。受付のところに人が並んでいるし、記入する用紙も漢字ばかりだ。どうすればいいか(とても怒っている)。

　日本であるから日本語で書いてあるのが当たりまえといえばそれまでである。しかし全人口の1.6%を超える外国人が住む日本にあって、大学病院という外国人も含む途方もなくたくさんの患者が毎日通う巨大な医療機関に、外国人を受け入れるための努力がみえないとは驚くべきことであるし、残念なことである。まずはどれぐらいの外国人患者が来ていて、何語を使う人たちが多いのかを検討すると、対応すべき言語がみえてくる。

3．受付

　受付事務員にまず徹底しておくべきことは外国人患者がやってきたときの応対の仕方である。まずは相手の目を見て笑顔を絶やさないこと。先方は外国の医療機関に勇気を出して、あるいはやむを得ずやってきた人たちである。不安でいっぱいなのである。皆さんが外国でお店に入っていったときに怖い顔をされたり、知らん顔されたりしたらどのような気持ちになるだろう。故にまずは笑顔である。今や外国人の中には日本語が上手に話せるという人やとりあえずなんとか片言なら話せますという人が少なくない。であるから下手な英語で話しかけるよりもまずはゆっくりとした日本語で話しかけた方がよいかも知れない。ここで話が通じたらOK。しかし不幸にしてまったく通じないということがないわけではない。このような場合に備えて、例えばAMDA国際医療情報センター編「16ヵ国語対応診察補助表」などの受付のための本を用意しておくべきである。またパソコンで多言語に対応する方法もある。また、AMDA国際医療情報センターでは電話による通訳の依頼には対応している(32頁参照)。

4．診察室にて

1．まず名前を名乗ろう

　欧米では患者を迎えるにあたり、一般的に医師は立ち上がり、自己紹介をして握手を求めるという。欧米式が正しいとはいわないが、そのやり方に慣れた人には合わせてあげることも大切である。私のクリニックの名称は「小林国際クリニック」である。日本人なら「この先生は小林という名前なのだろうな」と考えるはずであるが、診療を終えて帰ろうとする外国人患者に「ありがとう、で、先生のお名前は？」と聞かれて面食らったことは一度や二度ではない。まずは名前を名乗ろう。

2．ゆっくり、平易な日本語で話しかけてみよう(図5)

　驚くほど日本語を上手に使いこなす外国人患者も少なくない。難しい単語

5 コミュニケーションの諸問題

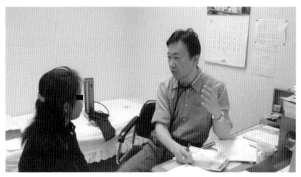

図 5 カンボジア人女性
　来日 20 年近い。ゆっくり話せばほとんどの日本語は理解してくれる。
　外国人だと構えずにまずはゆっくり日本語で話してみよう。相手の目をよく見ると、理解しているか、いないかおおよそ見当がつく。

を使わず、早口にならず、ゆっくり平易な日本語で話しかけるとわかってもらえることもしばしばある。日本人の患者が相手であっても説明をするときに難解な医学用語を使用すると正確には内容が理解されないことが多い。説明したはずなのにまるで理解されていなかったなどという経験は医師なら誰でももっているはずである。ましてや相手は外国人なのであるから、このようなときは医学用語は可能な限り使わず、平易な日本語に置き換えて話すことが肝要である。

●ケース 10：応対、その他

・アメリカ人性別不明（英語/東京都世田谷区）から
　コンピュータの使い過ぎで、腱鞘炎になっている、整骨院で 3ヵ月治療を受けているが、全然治らない、日本語で OK。

　日本語が上手な外国人も珍しくはない。外国人だからといって即受け入れ拒否としないで頂きたい。まずはやさしい日本語で対応して頂きたい。わかる人はわかるのである。

3．「はい」の返事に要注意

　英語で話しかけられると英語が理解できない日本人が思わず「イエス」と言ってしまうように、あまりこちらの話を理解していないのに日本語で「わかった」とか「はい」と返事をする外国人患者も少なくないので要注意である。たたみかけて質問し、あるいは同じ質問をゆっくりと繰り返し、本当にわかっているのかどうかを確認した方がよい。ボディランゲージも有効な手段である。咳があるかないかなどはコホンコホンと咳き込むまねをしてあげると患者から反応がある。

4．外国人も日本の医療システムの中に取り込んでいくことが肝要

　日本語能力からみるとほとんど難しい話はだめ、あるいはまったくだめという外国人患者の方が多いかも知れない。このような患者の場合、彼らの話している言語に対して私たち日本人スタッフが対応できない場合、その外国人患者は一気に「ややこしい患者」という立場に転落してしまう。このような場合に「それなら診察をしない」と宣言するのは簡単であろうが、外国人も日本人同様に地域の医療機関で受け入れることこそが地域の国際化であり、外国人のために特別な制度をつくるのではなく、病診連携やかかりつけ医制度など日本の現在の医療システムの中に外国人患者も取り込んでいくことが国際化社会の一歩であると私は考えている。したがって外国人に対する安易な「拒否」は好まざる方向性であると考えている。まずは受け入れて話を聞き、どうしても諸理由で自分の医療機関で手に負えない場合、次の医療機関につなげていく姿勢が求められる。

　英語を母国語とする患者から聞いたことがある。「一番求めているのは流暢に英語を話す医師ではなくて、下手な英語でもいいから根気よく説明してくれる医師だ」と。この言葉を胸に刻んで頂きたい。とはいってもまったく外国語ができない医師、医療スタッフと、まったく日本語ができない患者とでは噛み合うところがない。このような場面に備えて日頃から地域の医師会、医療機関と行政、国際交流協会など外国人支援団体との話し合いを進めておくべきである。またさまざまなお助け機関、お助けグッズなどに関する情報を仕入れておくべきである。後者については項を改めて解説する。

> ●ケース11：その他
>
> ・国籍不明の外国人（性別不明）（東京都○○○区）の件で友人の日本人男性から
>
> 　外国人がよく集まる病院を探してほしい。入院したとき、周りは日本人ばかりなのはいやです。
>
> 　日本の中でこのような要求を出すとほとんど選択肢がなくなってしまう。せっかく医療の国際化を目指してさまざまな人が頑張っているのに残念なことである。お互いが理解し合おうという気持ちがないと日本人と外国人の共生は難しくなる一方である。

5．コミュニケーションが取れないときの補助手段

　医療機関に勤務する人材の中でコミュニケーションが取れないときに頼るべき手段は大きく2つある。第一は翻訳グッズの活用、第二は通訳の利用である。

1．翻訳グッズ

　翻訳グッズには語学辞書の類と医療の現場で使うことを目的として作成されたものがある。辞書については英和、和英、日本語―スペイン語、スペイン語―日本語、日本語―ポルトガル語、ポルトガル語―日本語、日本語―中国語、中国語―日本語などが用意されていると便利である。特に医療用語に関してはタイ語やスペイン語については、私は現地で発行されているタイ語―英語医学辞典やスペイン語―英語医学辞典を使用している。前者を日本国内で入手することはなかなか困難であるが、後者については輸入書籍店で取り扱っている。

　いわゆる問診票のように現場で外国人患者を前に使える翻訳グッズはさまざまな団体から出版・発行されている。ここではAMDA国際医療情報センター(連絡先03-5285-8088)発行の3冊について紹介する。いずれも外国語と日本語の併記で、指差しまたは数字の書き込みで理解できるよう工夫されて

いる。特徴は単語の多さ、例文の多さであろう。

❶16ヶ国語対応診察補助表(図6)

英語、スペイン語、ポルトガル語、韓国語、中国語、フィリピン語、タイ語、ベトナム語、ラオス語、カンボジア語、ペルシャ語、ベンガル語、ロシア語、フランス語、インドネシア語、ミャンマー語の16ヵ国語と日本語で記載。

[内容]

A．受付：受付にて、会計について

B．患者から医師へ：どうしましたか？ (症状について)いつから？ どんなふうに？ 既往症は？ 質問に答えてください。

C．医師から患者へ：診察・検査時の会話集、検査項目一覧表、既往症・診断名一覧表、治療方法一覧表、注意、薬の飲み方・使い方

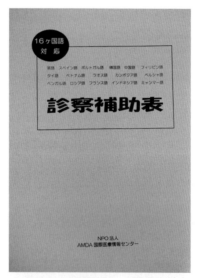

図6 16ヶ国語対応：診察補助表
英語、スペイン語、ポルトガル語、韓国語、中国語、フィリピン語、タイ語、ベトナム語、ラオス語、カンボジア語、ペルシャ語、ベンガル語、ロシア語、フランス語、インドネシア語、ミャンマー語に対応。

❷9カ国語対応服薬指導の本(図7)

英語、スペイン語、ポルトガル語、ペルシャ語、中国語、韓国語、タイ語、フィリピン語、ベトナム語

[内容]

A．患者への質問：既往症について、現在使用している薬について、現在妊娠しているか？ どのような薬品が欲しいですか？ どのような症状ですか？

B．患者への説明

　a．薬についての説明：薬の種類・剤形、処方された薬について

　b．服用・使用の方法：使用期間と注意事項、保管方法、どのように服用・使用するか？

　c．副作用について

C．おわりに

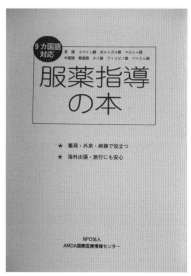

図7 9カ国語対応服薬指導の本
英語、スペイン語、ポルトガル語、ペルシャ語、中国語、韓国語、タイ語、フィリピン語、ベトナム語に対応。

❸ 医療職・事務職必携7ヶ国語対応外国人患者のための入院ガイド（図8）

英語、スペイン語、ポルトガル語、中国語、韓国語、タイ語、ベトナム語

[内容]

A．患者用
　受付にて
　病棟にて
B．病棟スタッフ用
C．病棟スタッフ小児科用
D．入院証書
E．医療費請求書兼領収書
F．手術承諾書

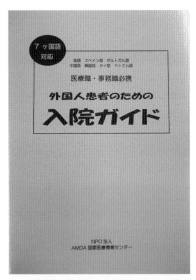

図 8 7ヶ国語対応外国人患者のための入院ガイド
　英語、スペイン語、ポルトガル語、中国語、韓国語、タイ語、ベトナム語に対応。

5 コミュニケーションの諸問題

───●ケース 12：翻訳───

・性別不明のブラジル人(○○県○○市)の件で、○○メディカル病院の日本人男性(日本語)より

　ブラジル国籍の患者の家族に診療結果を伝えたい。文書にしたが、翻訳はしてもらえるのか？

　患者の母国語はブラジル語(ポルトガル語)である。日本の中でポルトガル語で診断書、情報提供書を作成する場合、医師が自分では書けないとすると医療用語に通じた翻訳者を探すことになり、大変な労力と場合によっては費用を要する。私の経験ではブラジルでも医師であれば英語力は一般的にはある。また現地のポルトガル語の検査結果を見せてもらうとおおよそが理解できる場合が多い。このケースではまずは診断書または情報提供書を英語で書いてはどうだろう？　もし受け取った家族が英語を理解できなければ翻訳するかまたは英語を理解できる医療機関に持っていくであろう。それは先方の意思に委ねてもかまわないと思うが。

───●ケース 13：外国語書類───

・○○のオーストラリア人男性の件で○○医院の○○さんより

　診療費を全額自分で払った患者に、明細と領収書を英語で書いてほしいと言われたのだが、どのように書けばよいのかわからない。雛型になるようなものがあれば教えてほしい。

　英語での明細と領収書の雛形は AMDA 国際医療情報センターのホームページ、お役立ちのページからダウンロードできる。しかし自分で書くことも決して困難なことではない。もし文法が苦手で英作文も苦手というなら自分で簡単な単語の羅列のフォームをつくっておいて後は数字を入れたり、英文の相当する箇所に○印を付けるだけにしておけばよいのである。

●ケース14：証明書、診断書

・アメリカ人男性のために女性（英語/神奈川県○○市）から

　代理の者です。○○市に住んでいるアメリカ人男性が家庭内暴力で支払った請求金額は不当であるとのことです。この診断書が間違っているので、どこに訴えたらよいのか知りたいとのことです。

　この男性の訴えが誤解であるのか、虚偽であるのかは別としても、診断書はかくの如く重要なものであり、書いた内容によっては訴えられることさえあるということである。診断書の作成を依頼された場合、安い費用で書いてあげたいという気持ちはあるものの、書いたことで後日、裁判に巻き込まれるリスクも加味すると、安い費用でリスクを引き受けていいものかと疑問に思うことさえある。地域に根づいた無床診療所すなわち医院やクリニックなどの小規模医療機関にとっては、1つの訴訟さえ経営に壊滅的打撃を受けることがあるからである。また、たとえ医療機関側にミスがなくても、結果として患者の誤解であっても、患者が裁判を起こしてしまったら受けて立たねばならないからである。

2．通訳について

ここでは日本全国どこからでも利用できる電話通訳機関を紹介する。電話代はかかるがサービスは無料である。

①特定非営利活動法人（NPO法人）AMDA（アムダ）国際医療情報センターの電話通訳、電話相談

amda-imic.com

1991年4月設立。本来の目的は外国人に対する外国語の通じる医療機関の紹介、日本の医療・福祉制度の案内などであるが、日本の医療機関、医師、看護師、コメディカルからの外国人患者に関する各種相談、電話での通訳の依頼にも無料で対応している（図9）。年間相談件数は約5,000件。連絡先、対応時間、対応言語は36頁に示すとおり。

なおホームページの中に、簡易診察申込書、診察申込書、医療費明細書・領収書、健診・検査一覧、子どもの各種予防接種についての説明、特定健診

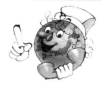

「海外で病気になった時ほど心細いことはない」とよく耳にします。どこの病院を訪ねたらよいかわからない、医療制度について戸惑うといった経験のある方も多いことでしょう。日本に在住する外国人も決して例外ではありません。日本語が不自由な外国人に彼らの母国語で受診できる医療機関の案内や、医療・福祉・保険制度の説明、日本の医療の進め方等を情報として提供できれば、外国人にまつわる医療のトラブルの相当数が避けられることでしょう。

AMDA国際医療情報センターは1991年4月の設立以来在日外国人を対象に無料で医療・医事電話相談事業を行っています。2001年4月に内閣府よりNPO法人の認証を取得し、活動の基盤を固めました。現在センター東京では8ヶ国語、センター関西では4ヶ国語で電話を受け、受診時の電話通訳もしています。

センターの活動は、多くの方のご理解、ご協力に支えられています。また外国人の患者さんを積極的に診察する医療機関の存在が不可欠です。そうした医療の現場を支えている多くの医師、医療従事者のご協力をいただいています。

図 9　AMDA 国際医療情報センターパンフレット
　a：表紙と AMDA 国際医療情報センターの紹介

の問診票が各言語でアップされている。誰でも無料でダウンロードできるので是非使って頂きたい。なお、特定健診の問診表は英語、スペイン語、ポルトガル語、中国語、タイ語、ハングル語、フィリピン語、ベトナム語の8ヵ国語に翻訳されてアップされている。その他精神病院に入院するときの告知な

Our aim is to make medical treatment, which we believe to be a fundamental human right, accessible to anyone who lives or travels in Japan.

　　Telephone Consultation (free of charge)
● Introduction of hospitals and doctors able to communicate in other languages.
● Explanation of medical, welfare and insurance systems.
　　Telephone Interpreting (free of charge)

Center Tokyo　Daily 9:00 a.m. to 8:00 p.m.
　　　Tel. 03-5285-8088
Center Kansai　Monday-Friday 9:00 a.m. to 5:00 p.m.
　　　Tel. 06-4395-0555

英語

Chúng tôi mong muốn bất kỳ ai đang ở Nhật bản đều có thể nhận được sự chăm sóc y tế thích hợp dựa trên cơ sở nhân quyền cơ bản.

　　Tư vấn qua điện thoại (miễn phí)
● Giới thiệu bệnh viện, bác sĩ có thể nói được ngôn ngữ mà bệnh nhân yêu cầu.
● Giải thích về y tế, phúc lợi, chế độ bảo hiểm v..v..
　　Thông dịch qua điện thoại (miễn phí)

Trung tâm Tokyo:　Các ngày thứ năm từ 13h ~ 17h
　　　Tel. 03-5285-8088

ベトナム語

Ang aming luyunin ay ang makatulong sa mga naninirahan dito sa bansang Hapon ukol sa medikal na pangangailangan.

　　Konsultasyon sa telepono (Libre)
● Pagpapakilala ng Ospital at Doktor na nakakaintindi ng iyong wika
● Pagpapagamot, welfare, sistem ng insurance
　　Pag interpret sa telepono (Libre)

Center Tokyo　13:00~17:00 (Miyerkoles)
　　　Tel. 03-5285-8088

フィリピン語

เราประสงค์ให้ทุกคนในประเทศญี่ปุ่นได้รับการรักษาพยาบาลที่เหมาะสมตามหลักสิทธิมนุษยชน

　　การรับคำปรึกษาทางโทรศัพท์ (ฟรี)
● แนะนำสถานพยาบาลและแพทย์ที่สามารถพูดภาษาต่างประเทศได้
● ให้ข้อมูลเกี่ยวกับการแพทย์ สวัสดิการ และระบบประกันสุขภาพ
　　การเป็นล่ามทางโทรศัพท์ (ฟรี)

เวลาทำการ ศูนย์โตเกียว ทุกวัน เวลา 9.00 - 20.00
　　　Tel. 03-5285-8088

タイ語

Nuestro propósito es que toda persona que se encuentre en Japón pueda recibir atención médica apropiada, basada en los derechos humanos.

　　Consultas telefónicas (Gratuito)
● Ofrecemos información de instituciones médicas y de doctores que hablan diferentes idiomas.
● Explicación sobre el sistema médico, de asistencia social y de seguro médico.
　　Traducción telefónica (Gratuito)

Centro Tokyo　Todos los días 9:00~20:00
　　　Tel. 03-5285-8088
Centro Kansai　De lunes a viernes 9:00~17:00
　　　Tel. 06-4395-0555

スペイン語

O nosso propósito é que qualquer pessoa que esteja no Japão possa receber assistência médica apropriada, baseada na lei dos direitos humanos.

　　Consulta Telefônica (gratuita)
● Oferecemos informações de instituições médicas e médicos que falam diferentes idiomas.
● Explicação sobre o sistema médico, assistência social e seguro de saúde.
　　Tradução por telefone (gratuita)

Centro Tokyo　Tel. 03-5285-8088
　　　segundas, quartas e sextas-feiras das 9:00 às 17:00
Centro Kansai　Tel. 06-4395-0555
　　　Favor agendar por telefone com antecedência.

ポルトガル語

我们的心愿是使身处日本的任何人都能
依据基本人权接受到适当的医疗服务。

电话咨询（免费）
・介绍语言相通的医院・医师。
・解释说明医疗・福祉・保险制度等。
电话翻译（免费）

东京地区服务处　每天9:00～20:00
　　　Tel. 03-5285-8088
关西地区服务处　服务的日期与时间请事先确认。
　　　Tel. 06-4395-0555

中国語

저희들의 바람은 일본에 계신 분이면
누구라도 기본적인 인권에 따라 적절한
의료 서비스를 받을 수 있게 하는 것입니다.

전화 상담 (무료)
한국어가 통하는 병원, 의사 소개
의료, 복지, 보험 제도에 대한 설명 등
전화 통역 (무료)

센터 도쿄 : 연중 무휴 09:00 – 20:00
　　　Tel. 03-5285-8088

韓国語

図 9　AMDA 国際医療情報センターパンフレット

b：英語、ベトナム語、フィリピン語、タイ語、スペイン語、ポルトガル語、中国語、韓国語による紹介文

5 コミュニケーションの諸問題

センターの業務内容
1. 電話による医療・医事無料相談
2. 医療電話通訳
3. 出版事業:出版物のご案内をご参照ください。
4. 東京都福祉保健財団よりの受託事業
5. 神奈川県外国籍県民エイズ相談事業　その他

センター東京 03-5285-8088
- 英語・中国語・韓国語・タイ語・スペイン語:
　　　　　　　　　　毎日 ‥‥‥　9:00~20:00
- ポルトガル語:月・水・金 ‥‥‥‥　9:00~17:00
- フィリピン語:水曜日 ‥‥‥‥‥‥13:00~17:00
- ベトナム語:木曜日 ‥‥‥‥‥‥‥13:00~17:00

出版物のご案内

「16ヶ国語対応診察補助表」
「7ヶ国語対応外国人患者のための入院ガイド」
「在日外国人向け母子保健ガイド」(テキスト・ビデオ)
「9ヵ国語対応服薬指導の本」
「16ヶ国語対応歯科診察補助表」
「外国人のためのストレスマネージメントハンドブック」

詳細はホームページをご参照ください。ご購入の際は、センター東京またはセンター関西事務局までご注文ください。送料をお知らせしますので、代金を郵便振替でお支払いください。入金確認後、発送いたします。
郵便振替:00180-1-131974
加入者名:AMDA国際医療情報センター

賛助会員としてご支援下さい

個人会員　　　　　　　　　　　年間1口6,000円
学生会員(高校・大学・専門学校生)　年間1口2,000円
ジュニア会員(中学生以下)　　　年間1口1,000円
団体会員　　　　　　　　　　　年間1口20,000円
郵便振替:00180-2-16503
加入者名:AMDA国際医療情報センター

ご寄付も承っています

おいくらからでも結構です。会費と同じ郵便振替口座をご利用願います。会員、ご寄付者の方には機関紙(季刊)、当センター主催の行事などのご案内をお送りいたします。

広告の掲載をお願いいたします

掲載メディア:
AMDA国際医療情報センターNEWSLETTER(季刊)
ホームページ(日本語版・英語版)の双方に掲載します。
掲載サイズ／1コマ4cm×8cm　掲載料／年間12万円
詳しくは下記センター東京またはセンター関西事務局までお問い合わせください。　　　　　(+消費税)

協力医を募集しています

外国人患者さんを積極的に診察してくださる医師のご協力を募集しています。登録無料。センター東京またはセンター関西事務局までお問い合わせください。

センター東京事務局:
　　Tel　03-5285-8086　Fax　03-5285-8087
〒160-0021　東京都新宿区新宿歌舞伎町郵便局留

図 9 ● AMDA 国際医療情報センターパンフレット
　c:センターの業務内容、出版物の案内とその他のお知らせ

どにかかわる書面、国民健康保険について、健康保険(社会保険)について、労災保険についてなど、多言語に翻訳されている。

【センター東京】

相談電話番号：03-5285-8088　年中無休

対応言語：英語、スペイン語、中国語、韓国語、タイ語

(時間：月〜金　9〜20時)

ポルトガル語

(時間：月、水、金　9〜17時)

フィリピン語

(時間：水　13〜17時)

ベトナム語

(時間：木　13時〜17時)

❷東京都保健医療情報センター(ひまわり)外国人対応

(財)東京都福祉保健財団よりAMDA国際医療情報センターが受託している事業である。東京都に居住・滞在している外国人に適切な医療情報を提供している(相談言語と相談時間はAMDA国際医療情報センターのセンター東京と同じ)。

相談電話番号：03-5285-8181

❸東京都保健医療情報センター救急医療通訳事業

❷と同様(財)東京都福祉保健財団よりAMDA国際医療情報センターが受託している。救急時間帯に運ばれた外国人患者を受け入れた都内の医療機関の医師をはじめとするスタッフの診療を手助けするため、電話で通訳する救急通訳事業。

電話番号：03-5285-8185

対応言語：英語、スペイン語、中国語、韓国語、タイ語

(時間：月〜金　17〜20時・土、日、祝日　9〜20時)

●ケース15：通訳

・中国人(性別、住所不明)の件で、○○大学病院のMSWより

外来患者が福建語しか話せず困っている。役所にもあたったが福建語を話す人が見つけられなかった。手術の話をするので病院に来てほしい。

中華人民共和国の地図を見てもわかるように極めて広い国土を有して

いる。言語も地域の数だけあるようであるが、中国の方言と日本の方言と異なるところは日本の場合は聞けばなんとかわかるが、中国の場合は既に別の言語に近く、お互いに話し言葉はまったく通じないことである。書き言葉については発音が異なるだけで同じである。福建語は台湾と海を挟んだ福建省で話されている言葉である。地理的関係が台湾と極めて近いためか、台湾で話されている台湾語とよく似ているといわれる。故に台湾出身者を探せば通訳してもらえる可能性が大である。なお、台湾では学校に上がると国語と呼ばれる北京語を習うが台語と呼ばれる台湾語は民衆の言葉である。

6．通訳の上手な利用方法について

現在、医療通訳と呼ばれる分野には公的な資格が存在するわけではない。現在複数の非政府組織(NGO)をはじめとする機関が合同で、医療通訳の仕事の内容、医療通訳としての仕事の範囲、医療通訳としてレベル向上に向けての催しなどについて協議中である。

1．通訳としての能力は千差万別

通訳と称する人が患者に付き添ってきた場合は内心ホッとすることが多い。しかしここに思わぬ落とし穴があることを認識しておきたい。通訳といってもその言語能力は個人個人相当なレベルの差がある。どの程度の言語能力であるのかは診察の前に尋ねておいた方がよい。挨拶程度しかできないという人から込み入った話まで理解できる人まで千差万別なのである(**図10**)。

●ケース16：通訳
・中国人(中国語/東京)のことで、○○○○病院の日本人の女性から
　先日、患者さんが自分で通訳を連れてきて、通訳を通して受診したが、通訳が医師と患者との相互意思をうまく伝えられなかったため、結局患者さんが医師の治療に不満をもつようになった。そちらの医療通訳は派遣できるのか？

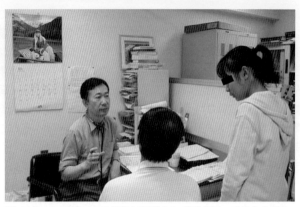

図 10 ● カンボジア人の父親に通訳として付き添ってきた中学生
　なかなか通訳としては優秀だが、難しい医学用語を使うとわからなくなるので注意。この子が優秀なのはわからない単語があると必ず「これはどういう意味ですか？」と尋ねてくれること。

「素人」通訳の限界であろう。「ある程度日本語がわかります」では医療の現場の通訳は難しいのである。一方で通訳が対応できるよう、医師や看護師など病院側のスタッフが、少しでも平易な日本語で話す努力をしたのかどうかを検証する必要はある。いずれにしても医療の現場で通用する通訳を育てることは急務であり、その際には彼らの待遇についても考慮する必要がある。彼らを育てることにより、診察時間を短くし、医療費の未納をはじめとするトラブルも事前に回避できるなど、医療機関にとってもメリットが大きいことを認識しておくべきである。

　受付からカルテが運ばれてきた時点で通訳が同行していることがわかった場合は、限りある診察時間を無駄なく使うために患者の置かれた立場、財政状況、既往症、今回の病気の経過など用件をコンパクトにまとめておいてくれるようスタッフを通じて依頼しておいた方がよい。
　もし医療機関で通訳を雇用している場合は、常に診察室に入る前にこれらのまとめはしておいてくれるよう訓練すべきである。結局はこの作業が「外国人患者の診察時間の長さ」を「適切な診察時間」に縮めることに役立つ。そ

5 コミュニケーションの諸問題

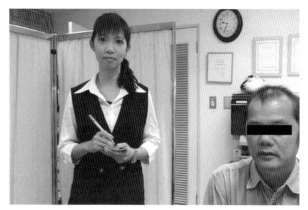

図 11 クリニックのベトナム人通訳
　常にメモとボールペンを手にしている。
　私の診察室に入ってきたときには患者の訴え、今日の問題を既にすべて把握しており、診察時間の短縮、誤りのない医療に多大な貢献をしている。患者も満足。

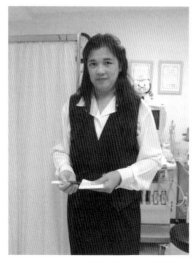

図 12 同じくフィリピン人通訳
　手には筆記具。
　よい通訳の協力を得られると外国人の診察はグンと楽になる。

れは次に待っている日本人患者のストレスを解消することにもつながるのであり、効率のよい医療に結びつくのである（図11、12）。

●ケース17：通訳

・国籍・性別不明の件で、○○記念病院の女性（日本語/東京都）から
　入院中の外国人に術後の説明をしたいので、病院まで来てくれる英語の通訳を探している。

　必ず問題になるのは医療機関側が通訳の交通費、通訳料についてどのように考えているかということである。往々にして医療機関側から「ボランティアではありませんか？」すなわち無料ですねという言葉が返ってくることが多い。交通費然りである。通訳に医療機関まで来てもらうときには通訳料、交通費はいくらで誰が負担するのか、医療機関側がある程度のルールをつくっておくことが必要である。そのためには通訳は外国人患者を担当している人が個人的に依頼するのではなく、医療機関として依頼するというスタンスであることが大切である。仕事持ちの人が仕事を休んでまで通訳として来てくれる場合は、仕事を休ませた分は保障すべきと私は個人的には考えている。これを「ボランティア」という言葉で片づけると長続きする活動には結びつけられないであろう。

●ケース18：通訳

・日本人女性（保健所）から
　衛生局からタイ人女性のため電話通訳サービスを紹介してもらったが通訳者を派遣しているところはないか？　タイ人の母親に子育て指導をするため。

　Face to Face の指導はベストであろうが、その通訳者がどこまで医療用語を理解して通訳できるか、通訳としての能力には不安が残る。さらに英語ではないタイ語のような言語では誤って訳されても、それを医療従事者側が指摘することができず、通訳にすべてを任せてしまうことになる。このようなケースではAMDA国際医療情報センターが製作し

た妊娠・出産に関する母国語での DVD が効果的である。幸い、タイ語版もあり、DVD でおおよそを説明することができる。現在はこのような DVD が用意されている。

2．通訳と患者の関係、連絡先を確認しておくべき

　診察の場に立ち会うにあたってはどのような立場の人であるのかを明確に説明しておいてもらうべきである。疾患によっては患者のプライバシーを守り、あるいは職場での患者の立場を守るために、立会いをさせない方がよい場合もあるからである。また通訳の連絡先は確認すべきである。患者の件で至急の結果の連絡などが必要となった場合に連絡先が不明では状態が悪くなるのを待つばかりである。また健康保険、国民健康保険などの公的保険を使わずに診療する自費診療のケースではカルテに記載された住所、電話番号がいい加減な場合があり、記載のとおりの電話番号にかけてみても患者と直接連絡が取れない可能性が大であるからである。

　通訳によっては自分のプライバシーを守るために連絡先を教えないという人もいる。当然である。派遣団体からやってきた通訳の場合は団体の連絡先をしっかりと記録しておくべきである。

●ケース 19：通訳

・大阪市に住むボリビア人夫婦(スペイン語)の件で○○市民病院相談係の日本人女性より

　お産のためにボリビア人夫婦が来ているが、2 人ともあまり日本語ができない。そちらの電話番号を持っていたので電話した。

　(電話通訳ができることを説明すると)それでは通訳してほしい。

　病院：次回から、知人で通訳として同行してくれる人がいないのか。来日して、夫は 10 年、妻は 6 年、大阪には昨年 8 月に来たと言っているが、ちゃんと聞き取れているかどうか知りたいので、確認してほしい。

　夫：○○に通訳してくれそうな人はいるが、遠いので毎回来てもらうことはできない。お産のときは頼めるかも知れない。いとこの妻が日本人で近くに住んでいるが、スペイン語はあまりできないし月曜から土曜

まで働いている。

　医療機関側が通訳の同行を求めているが患者側がそれは困難と話しているケースである。医療機関に同行してくれる通訳を探すことはさまざまな理由で難しい。通訳の派遣費用、交通費を誰が負担するのか？　通訳としてやってきてくれる人も仕事があるとすると仕事を休んで交通費を使ってやってくるわけであるから、無料というのはあまりにも不躾であろう。また患者の都合で突然、来院の日程が変わった場合は通訳が同行できなくなる、あるいは医療機関で待っているといわゆる「すっぽかし」にあうなど、ごく一般的に発生していることである。故にお手軽な手段としてAMDA国際医療情報センターの電話通訳をお勧めしたい。いつでもどこからでも対応できるからである。

●ケース20：通訳

・ブラジル人女性（ポルトガル語/不明）から
　今、産婦人科で受診しているが先生の言っていることがわからない。そちらと先生とで話してほしいのだが、先生が嫌だと言っている。電話には出ないと言っているのでもういいです。ありがとう。

　医師と患者の関係が基本的にうまくいっていなかったのであろう。診療中に患者がかけた電話に出ることに躊躇する気持ちは医師としてはよく理解できる。私にも経験があるが、どこにかけているのか、どのような通訳なのかわからずに促された電話に半強制的に出されることはストレスに感じることでもある。患者のプライバシーもあり、どこまで話してよいものかもわからない。しかし通訳が入ってお互いの言いたいことが確認できることで患者との間がうまく回り始めることもあるので医師、看護師、コメディカルスタッフの皆様には是非ご了解を頂きたいと思う次第である。

3. 上手に医療側のペースで通訳を誘導する

　また医師、看護師、コメディカルなど受け入れ側の人は通訳を自分のペースで上手に利用できるように通訳を誘導しなくてはならない。すなわち通訳をしてもらうときには文章を短く切ること、なるべく専門用語を使わぬように平易な言葉に置き換えて話すことが極めて重要である。医学用語を乱発するとどんなに優秀な通訳でも適切な通訳ができなくなってしまう。

　また言語によっては医学用語に対応した適切な訳が見当たらないものもある。例えばカンボジア語には「胃潰瘍」という単語がない。であるから胃潰瘍があるということを伝えようとすると「胃潰瘍があります」では通訳は困り果てるだけである。賢い通訳であれば「胃潰瘍とは何ですか？」と医師や医療スタッフに聞き返すだろうが、いい加減に翻訳されても言葉がわからぬ日本の医師、医療スタッフには「それは違う」と指摘できないところが落とし穴である。多少誤解を招くことも覚悟のうえで私は「胃の内側の壁に穴があいている」と伝えてもらっている。これでは穿孔すなわち胃潰瘍が深くなり胃の壁の全層に穴が貫通して腹膜炎になった状態と誤解されるかも知れないが、このあたりが通訳の限界かも知れない。タイ語には「十二指腸」という単語がない。タイ国で発売されている英語―タイ語医学辞典で「Duodenum」とひくとタイ語で「胃と腸の間のつなぎめ」と書いてある。十二指腸も腸ではあるが、胃と腸のつなぎめといわれれば確かに当たらずとも遠からずである。このような場合は絵や図を描いて示してあげた方が通訳しやすいものと考える。

──────●ケース21：通訳、インフォームド・コンセント──────
・フィリピン人女性（日本語／？）より
　トイレが近いので病院に行ったら子宮癌の検査があり、なんともないと言われました。でもトイレが近いのは治りません。あと、手や足が赤くなって腫れていますがアレルギーでしょうか？　日本人医師の言っていることがよくわからないのですが、私は英語はわかりません。

　フィリピン人だからといって英語がわかるとは限らない。小学校から英語教育はなされているはずであるが、教育を受ける機会がなかったのか、英語が話せないという人は例外的存在ではない。現在のフィリピン

語と呼ばれる「共通語」はルソン島を中心に話されていたタガログ語を基本にしたものである。だがもともとは多数の島から成り立っていたフィリピンのこと、島によっては異なる言語が話されていた。タガログ語の次に多くの人に話されているのは南方、ミンダナオ島やセブ島などで使われているビサヤ語である。この他にイロカノ語などの少数民族の言葉がある。

　フィリピン人の花嫁さんとして日本に定住している女性は今や日本全国津々浦々にいる。医療機関にやってきて日本語もなかなか上手という人がいるならば、もしものときに通訳として助けてもらえるかどうか打診してみて、OKなら連絡方法を確認し合っておいた方がよい。「トイレが近くて病院に行ったら子宮癌の検査があった」と言うのは言葉がわからないためにインフォームド・コンセントがうまくいかなかったからかも知れない。

●ケース22：通訳、インフォームド・コンセント

・中国人女性（中国語/千葉県）から
　右の手が腫れているのである病院に行って医師に診てもらいました、医師は手術をしなければなりませんと言いました。私は主婦で家事をしなければならないので1〜2日消炎剤と抗生物質をもらって様子をみたいと言いましたが医師はどうしても手術が必要と言って手術をしました。今は爪も切られて何もできません。こういう場合はどこに相談したらいいのでしょうか。また、もっと大きな手術が必要になったとき、事前に相談できるところはありますか？

　インフォームド・コンセントがうまくいっていなかったのか？　言葉が通じなかったのか？　細かいところまで外国人に説明、納得してもらうためには相当な労力を要するという典型例である。
　患者が納得していないときには医師の立場からみて「自分がベスト」と思う治療であっても強引に進めるべきではない。何よりもこのようなときは電話通訳を利用してほしい。

4．通訳業務は卓球の球のようなものであってほしい

　また通訳には、診療中は自分の感情を交えずに右から左へと機械的に訳し、患者に正確にこちらの話していることを伝えてくれるよう念を押しておくべきである。すなわち医療者側が打った卓球の球のようなものである。正確に患者に届いて、患者がその球を打ち返す。まずはそれでいいのである。通訳の中には患者に意見を求められ、自分の感情を交えて話を始めてしまう「通訳不適格者」がときたまであるが認められる。このような場合、診察室の椅子に座った医師はただただ自分の理解できない言葉の嵐が通訳と患者の間で行き交い、貴重な時間だけが経過していくのを唖然として見つめているしかない。こういうときには自分の言ったことを正確に訳して伝え、患者の返事または意見を正確に返してくれるように、通訳にこちらからはっきりと要請しなくてはならない。

●ケース23：通訳、不法滞在、妊娠出産、児童福祉法第22条（入院助産）

・医療機関（日本語/神奈川県○○○市）より、ボリビア人女性の件で

　現在妊娠して当院に来院しているボリビア人女性。このままだと妊娠高血圧症候群になり、帝王切開になる可能性がある。スペイン語しか話せないためにボランティアをお願いしている。

　妊娠高血圧症候群にならないために、いろいろ指導を行っているが、本人がいうとおりにやってくれず、また通訳者は本人に対して私情が入ってしまい、うまくコントロールできない。

　彼女はオーバーステイで保険もない。未婚で妊娠しているが、このようなケースで費用の援助制度はありますか？　以前○○○市に入院助産の適用について問い合わせたところ、オーバーステイの外国人には認められないという答えだった。

　通訳が私情に捕われると正確な通訳にはならない。通訳はあくまでもまずは医師、看護師など医療機関側の人間が言ったことをそのまま患者側へ、患者側が述べたことをそのまま医療機関側に伝えるのが仕事のはずである。このケースのように通訳に適さない人間が「言葉が多少わかる」というだけで通訳を務めていることが往々にしてある。そのような

場合はこちらから通訳に「あなたの考えは入れずにこちらの言うことを先方に伝えてほしい」と口に出して言わねばならない。

なお入院助産については在留資格に関係なく適用になる、すなわち不法滞在でも使えるといわれているが、実際には運用する都道府県により異なるようである。

●ケース24：エイズ、通訳
・タイ人女性患者の件で○○○病院の男性医師より

こちらにタイ人女性の方が通院しているのですが、その方はHIVの検査でポジティブの結果が出ました。結果をその方の夫に伝えてもよいか、本人に聞いてもらいたい。本人にも告知をする。通訳をお願いしたい。

このような深刻な内容を患者に伝えるのに通訳を通さないで自分で説明し切れるという医師、医療従事者がどれぐらいいるだろう？　相談者の医師は適切な診療を進めようとしてこのような立場に追い込まれているのである。診療にあたる医師、医療従事者のためにも医療専門の通訳制度を確立すべきである。外国人患者を拒否するなと言うことは簡単である。しかしその責任を現場の医師をはじめとする医療従事者だけに負わせてはあまりであろう。医師、医療従事者が安心して外国人を診てあげようと思えるバックアップ体制を早く築きあげることである。

●ケース25：精神医療、通訳
・○○に住む性別不明の韓国人の件で○○保健所精神保健係の日本人女性より

市内の○○○病院の精神科に月曜日から日本語がまったくわからない韓国人が入院しているのだが、誰か通訳に来てもらえないだろうか。

患者の話す内容、行為から状況を判断しなければならない精神科領域は最も通訳の利用が難しい領域である。通訳が入ると患者が述べた言葉のニュアンスが変わってしまって医師が正確な患者の状況を把握できな

くなったりする危険性が高いうえに、通訳が入ることにより患者が真実を話さなくなる、心を閉ざしてしまう可能性が高いからである。さらに都会ではない狭い地域社会では通訳と患者が顔見知りである場合もありうる。このケースでも顔見知りであれば自分のプライバシーを知られたくないと患者が故意に真実を述べない可能性もある。精神科領域については留学生の医師など、母国語で対応できる医師を探すことができたらベストである。

5. 診察時間のロスを少なくするために

投げかけた問いに対する結論があまりにも出ない場合はいったん診察室の外に出てもらって検討してもらい、結論が出たらスタッフに知らせてくれるようお願いしておく方がよい。中には診察室の中で会社などに自分の携帯電話でかけ始める人もいる。延々と待っているのは医師だけではない。診察の順番を待つ他の患者もいるのである。このような事態が頻発するようであると日本人患者から苦情が出て、患者離れにつながることさえあるかも知れない。まずはいったん診察室の外に出てもらって、その間に待っている日本人患者の診察を少しでも進めてしまうのが上手な時間の使い方である。

6 医療に影響を与える文化・習慣、考え方の違い

　医療は文化の集大成であると私は考えている。

　外国人の中には日本人にはとっさに理解し難い「宗教観」「文化感」「習慣」をもっている人が多い。また「性別」「年齢」「食生活」などの違いにより、思わぬことから医療従事者—患者の信頼関係を失ってしまいかねないことも見受けられる。「日本にいるのだから日本の習慣、考え方を理解してそれに従うべき」という考え方も一方にはあるだろうが、現実にはすべての外国人にそれを無理やり当てはめようとするのは実現不可能な政治家の公約みたいなものである。それよりは日本人医療従事者も個々の外国人患者の背景にある文化・習慣について理解する努力をし、外国人患者にも日本の風俗・習慣について理解を求めるという相互理解の思想が大切である。

　事実、医療の現場において一番扱いにくい外国人患者とは自分の文化・習慣、考え方を頑なに押し通そうとするタイプの人である。このような人が日本において環境に適応して生活していくのは困難であろう。本人にとっても不幸なことである。

　本項では外国人患者との信頼関係を築きあげ、よりよい医療を行うために日本人医療スタッフが知っておくべき事柄について、「これだけはしてはいけない」という「タブー」などを含めて解説する。

●ケース26：日本人医師に対する不信感

・アメリカ人女性（英語/地域不明）より

　アメリカ人、イギリス人、もしくはインド人でもいい。とにかく日本人以外の皮膚科を紹介してほしい。以前紹介された医師は3人ともまったく話を聞いてくれなくて頭にきている。ちゃんと診てくれる医師がいい。とにかくできるだけアメリカ人、イギリス人にしてくれ!!　いくら遠くてもよい。

　以前の「まったく話を聞いてくれない医師」というのが言葉の壁のためなのか、あるいは言葉はわかってもそのような態度であったのか、相談

者の電話では一方的で判断できない。いずれにしても日本に居ながらどうしてもアメリカ人、イギリス人の医師ということになると医療機関は極端に絞られ、日本の公的医療保険も使えない可能性が極めて高く、高額な医療費となりかねない。ここまで頑なに外国人医師という条件をつけるともはや日本で治療を受けることは困難と言わざるを得ない。

　言語の壁を必死で乗り越えようと努力する日本の医師・医療従事者もたくさんおり、自分をわかってもらうための努力を患者側にもしてほしいものである。例えば機関銃のように英語を話すのでは理解されようと努力をしているのか、疑わしく思うこともある。

1．むやみに頭をなでてはいけない

　上座部仏教(いわゆる小乗仏教)の教えでは人間の頭は仏様の宿る聖なるところとされている。その頭にむやみに触ることは不道徳とされる。

　上座部仏教が広がる国々といえばインドシナ半島からミャンマーまで、すなわちベトナム、カンボジア、ラオス、タイ、ミャンマーである。この中では私たちが診療するチャンスが最も多いのがタイ人であろう。

　上座部仏教の国々では宗教の重み、宗教と人々との日常生活のかかわり合いが日本のように一般的に宗教に希薄な人が多い国とはまったく異なる。若者はデートにお寺に行き、人々は悩みがあるとお坊様に相談すべくお寺に行き、寄進をするためにお寺に頻回に行く。

　このように宗教は人々の生活に根をはっている。したがって診察するうえでどうしても必要なとき以外には頭を触ってはいけない。特に子どもがかわいいときなどついつい触ってしまうが付き添いの大人からみると愉快ではないそうである。最近、タイ国の芸能番組のビデオを見ていたらタロックと呼ばれるお笑い芸人が相棒の頭をハリセンで叩いているのを発見し、違和感にかられたことがある。しかしこれはあくまでも「お笑いの世界」の話と思っておいた方がよい。

2．イスラム女性の診察には女性医師というのが原則

　イスラム教においては女性は夫以外、または保護者以外の男性には身体を見せてはならないという教えがある。イスラム教の教えも国によってずいぶん異なるようであり、中には顔さえも見せてはならないとされる国もある。故にイスラム教の女性が来院した場合、もし女性医師が身近にいるのであればその女性医師に診察を依頼した方がスムースに事は運ぶ。残念ながら男性医師しかいない場合は夫または保護者に男性医師が診察をしてもよいかどうか、必ず確認しなければならない。確認することは義務ではないが、黙って身体を触わろうとすると大きなトラブルに発展しかねない。

　私のクリニックを訪れるイスラムの女性も少なくなく、そのような場合、私自身が診察をする場合には必ず同行の男性に同意を求めているが今まで拒否されたことはない。イスラム教の女性が妊娠のチェックや出産するにあたり、女性医師を求めて探し回るというのは日本ではよくあることである。

　話は変わるが、日本から難民支援などの国際医療協力でイスラム圏の国々に医療団を出すことがままある。このようなイスラム教徒の地で活動するうえで女性医師、保健師、看護師の比重は非常に重い。子どもたちは母親が面倒をみており、子どもの栄養指導、女性たちの健康指導など男性医師が立ち入れないからである。

●ケース27：イスラム教、妊娠出産

・パキスタン人女性（英語/神奈川）の件で日本人女性（日本語/○○○○病院）から

　妊娠4ヵ月のパキスタン人がこちらに受診したが女性医師を希望していて出産まで診てくれるところを探している。こちらでは受け入れられない。日本語でもいい。宗教上の理由で女性医師しか駄目だという。

　パキスタン人の圧倒的多数はイスラム教徒である。イスラムの教えでは既婚女性は夫以外に顔、身体を見せてはならないとされている。このように彼らにとって宗教とは生活上絶対のものであり、日本にやってき

た女性たちも病院を受診するとなると女性医師を探し回る。但し夫が許せば男性医師でもよいとされる。

3．身体を見られることが恥ずかしい

フィリピンやタイなど東南アジアの女性は一般的に宗教とは関係なく身体を見られることに非常に恥ずかしさを感じるようである。胸に聴診器を当てるときなど、日本では看護師が患者の背後に回り、服を後ろから持ち上げるようにして医師が聴診しやすいように補助してくれることがあるが、こういう行為を性的侮辱と考える人たちも少なくない。

私は胸部の聴診が必要な場合は患者自身に話をして、まず服のボタンを1つ外してもらうか、首のあたりから服の下に聴診器をすべらせて行う(**図13**)。その結果、さらに詳しく聴診することが必要という結論に達した場合は患者にその旨を正直に話し、「なぜ服を脱いでもらわなければならないのか」

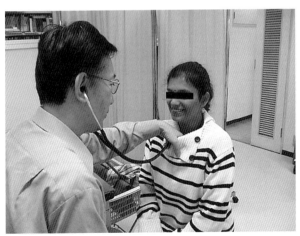

図 13 インド人女性
アジアの女性は特に恥ずかしがり屋さん。聴診するときにはまずは服の上から滑らせて入れて行う。いきなり上半身を裸にしてはいけない。

についてしつこく説明をする。ここまで手順を踏むと断られることはまずない。しかし過去にたった1人だけ、フィリピン人女性に断られたことがある。それは胸の聴診ではなく、肛門からの出血の原因を調べるため、肛門・直腸診をさせてもらおうというときであった。どうしてこのような検査が必要かということを十分に患者に説明し、患者が理解したうえで、患者が自分の意思で断ろうとしたことに対しては最大限その意思を尊重すべきである。

インフォームド・コンセントに則った患者の結論に関してはたとえそれが担当の医師や看護師からみて医学的には最も適切な意見とは異なっていても、無理強いは決してしてはならない。日本人の医師の中には自分の結論に賛同できないなら自分を受診しないでほしいという発言をする人もいるようであるが、これはしてはならない類の恥ずべき行為である。再度述べるがインフォームド・コンセントに則って出された患者の結論は最大限、それを尊重すべきであるし、その結論に沿って患者と一緒に次の方針を考え実行していく。これが患者から診療を頼まれた医師の採るべき道であろうと考える。

なお「身体を見られる恥ずかしさ」という点では東南アジア、中近東、南米の男性も負けてはいない。特に陰部や肛門の疾患、性病の相談などで来院した患者は診察室に入ってきてすぐにそれとわかる。私の部屋に付いている女性看護師の方を目でチラチラと眺めるからである。これにはすぐに気がつく。看護師に外で待機していいと話して患者と2人きりになるとようやく話が始まる。大男が診察を終えて、下着をそそくさと上げるのを見ていると不謹慎だが笑ってしまいそうになるのである。

4．女性の診察を行うときには必ず女性スタッフに付いてもらう

もしあなたが男性医師、医療スタッフであれば、一般的に女性を診察する際には決して部屋の中で「患者と自分」という1対1の関係をつくるべきではない。小さなことでもセクハラと勘違いされることもある。女性看護師に同席を求めるのはそのような状況からわが身を守るためでもあり、女性患者やその保護者の心配を打ち消すためでもある。このように女性スタッフに一緒に居てもらうことは特に初診の場合は信頼を得るうえでも大切なことなのである。

但し、例外としてこういう話もある。私が乳がん検診でカンボジア人女性の胸を診察したときのこと、その女性が私のクリニックのカンボジア語の通訳に向かって「お医者さんに見られるのは病気のチェックだから仕様がない。でも同じ女性のあなたには見られたくない」と言って人払いを求めたことがあった。女性患者でも同性のスタッフの付き添いに関しては個人個人意見はさまざまということかも知れないが、大原則としては特に男性医師が女性患者の身体を診察しなければならない状況下においては1対1の関係をつくるべきではない。これは患者が外国人であろうと日本人であろうと同じであろう。

●ケース28：イスラム教、医療習慣
・○○大学の日本人女性（日本語/○○県）より国籍不明の女性のために
妊娠6ヵ月のイスラム教徒の女性が英語でお産のできる女医を探している。○○近辺希望。

イスラム教徒の女性が女医を探し回ることは非常に多い。特に産婦人科については要望が多い。もしも男性医師しかいない場合は必ず夫または父親、どうしても連絡がとれない場合は最低でも本人の意思を確認して診療に臨むことが必要である。

5．着飾って医療機関に行く

医療機関を受診する際には必要最小限の化粧で行くのがある意味、常識であろう日本人からみるとなかなか理解できないことである。タイやカンボジア、ラオス、ベトナムなどでは医師に診てもらうのに失礼があってはいけないとのことでこのような習慣があるが、中萩エルザによるとブラジルでもこのような習慣があるらしい。患者の爪にマニキュアが施されているとき、顔面の化粧が濃いときなど全身状態を判断するのに戸惑うことがあるが、それは患者が非常識というわけではないので誤解しないようにしたい。ただ一言、今後は健康状態を診るうえで邪魔になるので化粧をできるだけしないで来院してほしい旨、伝えれば理解されるだろう。私の外来にやってくる華僑系の

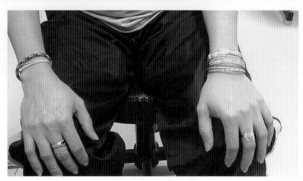

図 14●ラオス人女性
指輪に腕輪のオンパレード。

カンボジア人、ベトナム人の女性で翡翠のブレスレットやネックレスを付けたり、金のブレスレットを何本も付けてくる人は山ほどいる(**図 14**)。患者である子どもにドレスを着せて連れてくるベトナム人の母親もいる。

6．タイ人のネックレス

　タイ人の患者を診ると男女共にネックレスを付けていることが圧倒的に多い。よく華僑系のタイ人、インドシナ半島出身者が翡翠や金という換金性の高い貴金属のネックレスを付けているが、彼ら華僑系ではないタイ人のネックレスとはまったく意味が異なる。

　男性のネックレスはプラ・クルアンと呼ばれるものである。お坊様のレリーフを金属製またはガラス製の容器に入れてネックレス用にしたものであり、身に付けているとわが身が守られるというものである(**図 15**)。このプラ・クルアンはつくられた後にお坊様により魂が込められ、したがって偉いお坊様によって魂を込められたもの、100 年、200 年前のものなどは物によってはベンツ 1 台分の値段のものもあり、収集家のためのプラ・クルアン専門の雑誌は路上の夜店のような店でさえ売られている。プラ・クルアンがどれぐらいタイ人社会に溶け込んでいるものかというと、バンコックのスワンナプーム国際空港の出発ロビーの貴金属店でも売られていることからも理解できよ

6 医療に影響を与える文化・習慣、考え方の違い

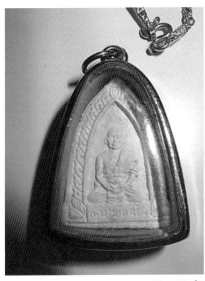
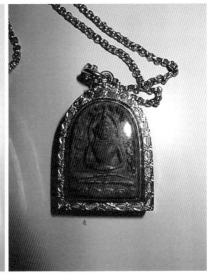

図 15 プラ・クルアン
タイ人男性の胸元を飾る。左：タイ人患者が筆者にくれたもの。右：バンコックの貴金属店で購入したもの。いずれも中には仏様や偉いお坊様のレリーフが入っている。

う。もちろん庶民がそのような高価なプラ・クルアンを持つことなどできるわけもなく、夜店で山積みにされ、売られている安価なものもある。

　タイ人男性のレントゲン写真を撮影する際に彼が服を脱いでいるのを目撃したことがある。上半身裸になるとはたしてプラ・クルアンが見えた。彼はうやうやしく外し、自分の上着の上に置き、手を合わせてタイ式の拝み方、ワイをした。プラ・クルアンとはそういうものなのである。女性の場合は仏様、お坊様の他にチュラロンコン大王と呼ばれた誉れ高きラマ5世などタイの王様の写真が入ったものが多く、中には家族の写真も数少ないが見受けられる。タイ人としての誇りとお守りの意味があるのであろう。

7．お産に対する考え方

　東南アジア・南西アジアでは広くお産は病気とは考えられていない。実際、

ある意味、病気ではないと思うが、わが国では妊娠すると母子手帳をもらい、その後は産婦人科に定期的に通院して母体と胎児の健康をチェックし、また産後の育児の指導などを受けることになる。このような方法では母体や胎児に異常が見つかった場合に適切な処置がとれるというメリットがある。

ところが東南アジア・南西アジア出身者においては妊娠期間中に定期的に医療機関に通院するという習慣が母国にはないために日本においてもまったく同じ行動をとることが多い。結果として臨月になって突然産婦人科を訪れ、お産を希望するということになる。受診を受けた医療機関の医師からみると過去の経過がまったくわからない、つまりはリスクの高いお産を押し付けられることになり、中にはお産を断る医療機関もある。とにもかくにも最初に妊娠を確認した医療機関、医師が「定期的に医師を受診することの意味」を説明し、妊娠から出産に至るわが国のシステムの中に取り込んでいくことが大切である。

●ケース29：妊娠出産

・フィリピン人女性（フィリピン語／東京都）から
　妊娠9ヵ月だが出産費用の安い病院を探してほしい。○○付近を希望。

　妊娠9ヵ月まで別の医療機関に通院していたかどうかは不明だが、妊娠9ヵ月で今まで受診していた医療機関を変えようというのはあまりにも乱暴な話である。故に少なくともこのところ通院していなかったというふうに推察される。妊娠9ヵ月で訪ねてこられた医師も現在までの経過がわからなければ受け入れに当惑するであろう。このように出産直前になって医療機関を訪ねるというのは東南アジアの女性では決して珍しいことではない。

●ケース30：妊娠中絶

・ベトナム人女性の件で、○○産婦人科より
　今患者さんが来ている。当院で中絶する場合、前日に前処置をし、翌日手術、さらに次の日にチェックをするので3日間かかる。しかし患者さんは『今日しかない』と言っているので、当院では無理。その日のうち

に手術してくれるところを紹介してあげてほしい。

　数日かかる治療を「今日しかない」と迫られることは外国人でなくてもありうるが、確かに外国人に多い印象は受ける。休みが多くなると仕事がなくなりかねない状況で働いていることが多いからである。しかしこの要求に応えようとすると医学的には安全面で無理をし、危ない橋を渡ることにもなりかねない。断ると逆に「不親切」と受け取られるのではないかと心配にもなる。ケースバイケースで対応しなければならないが、いずれにしても断るのであればその理由をはっきりと告げなければならないだろう。外国人だから対応してくれないのかという誤解の原因となりかねないからである。

8．自分の血液型を知らない

　日本人で自分の血液型を知らないという人がどれぐらいいるであろうか？ 外国人患者を診察していると自分の血液型を知らないという人が非常に多いという印象を受ける。東南アジア、南米など地域を問わない傾向が強い。現在は出生時に臍帯血で血液型を判定することの不正確さが指摘され、いずれの国においても行っていないようである。わが国においてはいずれ成長の過程で医療機関において検査を受けていることが多い。外国人患者に血液検査をしてほしいと言われ、どのような項目を検査してほしいのかをこちらが尋ねてもはっきりとせず、実はそれが血液型であったということは私がよく経験することである。確かに診察中に血液型を尋ねても知らない人が非常に多い。

　末梢血や生化学の検査と血液型の検査とは容器が異なるので、事前に血液検査の項目を患者に確認しておかないと再度採血をしなくてはならないことになる。または血液検査の結果を知らせるときに「血液型は？」と尋ねられ、再度採血するはめになる。

　最近、経験した例では台湾出身の20代の女性、大学でポルトガル語を専攻した才媛であるが、血液型を調べてほしいと診察の「ついで」に言われた。「どうして？」と尋ねるとそろそろ子どもがほしいが血液型を知らないからとい

う返事であった。数日後に検査会社から送られてきた結果を見たら Rh(−)とあった。Rh(−)の意味を説明するのにしばしの時間が必要であったが、彼女が知らないままに妊娠していたらと内心ゾッとした。ところで ABO 式の血液型はおよそ世界各地の人に理解されているようであるが、Rh 式については理解されていないことが多い。以前にタイ人女性に Rh(+)であることを告げたことがある。そのときは何も質問せずに帰っていったのだが、約1週間後に別の件で来院したときに質問された。内容は「自分は Rh(+)であったのだから何かが陽性なのだろう、どんな病気が陽性なのですか、悪いのですか?」ということであった。最初に血液型の告知をする際に Rh については Rh(−)の方が妊娠、輸血などに際してリスクが高く、Rh(+)の方が圧倒的多数派で危険のないことを知らせておくべきと思った。

9. 子どもの肥満について

発展途上国からやってきた子どもたち、お嫁さんとして日本にやってきた外国人女性の子どもたちの中には肥満の子どもが少なくない。観察していると待合室でもいつも哺乳瓶を咥えさせていたり、スナック菓子など何かを食べさせていることが多い。出身国における貧困の裏返しの行為なのであろうか。発展途上国の中には太っていることが富の象徴、太っている女性が好まれるという国がある。そこから考えるとある意味、当然の帰結かも知れない。肥満がいかに健康によくないかということをよくよく説明しなければいけない。

ただ「お子さんは太っていますね」とか「体重が平均より重い」などとやんわり話をすると、保護者は医師に褒められたものと勘違いをすることになる。一般的に発展途上国では特に生活習慣病に対する予防医学的発想が発達していないものと考えざるを得ない。そのためか、日本にやってきて脂肪分の多い肉ばかり食べるという食生活の結果、若くして高脂血症や高血圧に罹患する人も少なくない。頭痛を伴う高血圧など症状が出て医療機関にやってくる場合はその深刻さがある程度患者にも理解できるようであるが、血中コレステロール値や中性脂肪が高いなど見かけ上、身体には異常はないという場合には、数値の異常の意味、将来的な健康障害について、腰をすえて説明しないと理解してもらうのは至難の技である。

10. 食事に関するタブー

　宗教または他の理由により食べてはならない食物が存在する人たちがいる。イスラム教徒は豚肉を食べない。その昔、かの地域では豚肉を食すことにより病気が多かったせいであると友人であるバングラデシュの医師に聞いたことがあるが、真偽のほどは不明である。ただ豚肉ならすべてが食べられないというわけではなく、宗教的に許された人たちが処理をした豚肉については食することができる。

　ヒンズー教徒は牛肉を食べない。ヒンズー教では牛は神様の使いとされており、神聖な動物であるからである。

　またインドや周辺国家には宗教上の理由で菜食主義者という人たちがいる。すべての肉を食べず、魚も食べない。

　両親がユダヤ教徒である米国籍の女性にユダヤ教では海の中に棲むウロコのない生物を食べないと聞いたことがある。いわゆる"ひかりもの"と呼ばれる魚やイカ、タコなどを連想するがそこまで固執するユダヤ教徒の患者に私は巡り合ったことがない。

　タイでも仏教の一派に数日間だけ、菜食だけ食べるという人たちがいる。

　飛行機のエコノミークラスに乗り、東南アジアを旅した若い頃に感じたことは、機内食として鶏肉、シーフードの出る確率が高いということである。なるほど、仏教徒、キリスト教徒、イスラム教徒、ヒンズー教徒が混在する東南アジアのこと、一番無難なのは宗教上の縛りがない鶏肉とシーフードという結論に達するのであろう。

　母校の大学病院に専修医として勤務していた頃のこと、インドから卒後間もない医師が研修にやってきたことがあった。内視鏡室で胃癌の所見について学んでいたのだが、その彼が菜食主義者であった。昼休みになると一目散に地下のパン屋に飛んでいき、買ってくるのが野菜サンド。そのパンを1枚1枚開けては中に挟まっているものを確認してから食べるのであった。母国に帰る数日前に彼の日本の家に招待されたことがあるが、出てきたものは葉っぱの入った野菜カレーというよりカレー汁であった。

　彼らにとっての宗教というものはこのように「絶対に譲ることのできない」

ものであり、彼らの生活すべてである。したがって入院時にはこれらに配慮して別メニューを考えるか、友人・家族の差し入れを許可するなどの配慮が必要である。外来診察時に問題となるのはさまざまな疾患に対応した食事指導のときであろう。宗教については診察時に尋ねておいた方が無難である。決して差別をするために尋ねるのではないということは念押ししておくべきである。

11. アルコール類について

イスラム教徒や菜食主義者はアルコール類はすべて口にしない。中には日本にやってきてお酒の味を覚える宗教上のふとどき者もいるようであるが、これはごくごく少数である。

12. ビタミンに対する信奉

東南アジアの人も南米からやってきた人たちもビタミン剤に対する信奉は強い。ブラジルでは生後1～2歳までビタミン剤を予防投与するのが一般的ということである。その背後には貧困による低栄養から妊婦と胎児を救う目的があるということだが、そのような考えは貧困がはびこる他の南米地域、アジア地域でも同じことなのであろう。ただ貧しくても栄養失調状態になってしまうことなど考え難い現在の日本においては、ビタミン剤を内服することがどの程度病気の予防に効果があるのかははなはだ疑問である。

医師が困るのは、健康保険いわゆる社会保険や国民健康保険などの公的保険を使った保険診療を行っている際に患者から強くビタミン剤の処方を求められた場合である。意外によく出くわす。保険診療においては「ビタミン不足」などという病名では審査で査定され、医療費はカットされてしまう。だからといって自費診療(保険外診療)で処方箋を書いて処方するとそれは相当な金額になることを意味する。結局どうしても購入したい場合は通常の薬局において個々に購入してもらうのが一番の対応であろう。公的保険を使わない自費診療の場合は保険診療のような病名での縛りはないが、ビタミン剤は比較的高価なことが多く、よくよく金額について話をしておく必要がある。

6 医療に影響を与える文化・習慣、考え方の違い

●ケース 31：サプリメント、医療の違い、国民健康保険

・南アフリカ人男性（英語/東京都）より

　13日（水曜日）に○○さんに助けてもらって2つ病院を紹介してもらった。ホルモンインバランスだと思うのでDHEAというホルモンのバランスを整えるサプリメント（？）を処方してもらいたいのだが、（インターネットでサーチした結果）○○病院では処方してくれないそうなので○○○病院で処方してくれるか？　国保を使いたい。

　困るのは患者が自分の診断をしてしまってそれに固執している点である。治療法にも固執しており、これでは受け入れ医療機関が見つからなくなってしまう。皆さんならどのようにこのような患者に対応するであろうか？　なおサプリメントの処方に国民健康保険は使えない。

---

13. 点滴に対する信奉

　これも東南アジアの人たちによく認められる。疲れた、具合が悪いと言っては点滴をしてほしいとせがむのである。タイ人の医療従事者に聞いたところではタイではある程度の資産をもった人たちが医療機関でそのような治療を受けているとのことで、貧しい階層の人たちからみると医療機関を訪ねて点滴をしてもらうことが1つのステータスというのであるが、こちらも真偽のほどは不明である。

　ごく一般的な点滴は脱水には効果があるが、栄養の改善にはならないことを口をすっぱくして説明するのであるが、それでもなお希望する場合は施行している。栄養状態の改善ではなく、脱水が改善したことにより元気になったと感じることは多いようであり、これがまた点滴神話をつくる。特に自由診療（保険外診療）においては保険診療のような病名による治療の縛りがない。医学的にみてどちらでもよいことであれば、患者の申し出を受け入れるというのが私のスタンスである。自分の主張が受け入れられたという精神的安堵が治療に役立つことが少なくないからである。

●ケース32：医療習慣

・ブラジル人の子どもの件でブラジル人の父親から(スペイン語/千葉県)

　3歳6ヵ月の息子は今風邪をひいています。病院で薬を頂きましたが、よくならない。症状は熱、吐き気、下痢です。薬を飲んでも治らないため、今度は注射を打ってもらいたい。通訳をやってもらえますか？

　日本人にも「風邪」をひくと注射をしてほしいと希望する人はいるが、南米や東南アジアからの外国人患者には特に多いような印象を受ける。「風邪」が根本的に治るような注射はないこと、ショックを含めた注射をすることのリスクなどを話してもなかなか納得してもらえないことが少なくない。気長に説得するより他に方法はない。

14. 割　礼

　イスラム教では男児が生まれるとペニスの先端、亀頭を覆っている「皮」を人為的に鋭利な刃物で割を入れて「剥く」習慣があり、日本で誕生した場合もこのような処置をしてくれる医師を探すことが多い。泌尿器科医であれば誰でもできそうであるが、これには落とし穴がある。以前にある医療機関の好意でこの小手術を安価で受けた乳児の保護者が「イスラム教の教えによる方法ではないやり方で施行された」と感情的になって抗議をしてきたケースを知っているからである。

　たとえ乳児が日本で公的保険(健康保険や国民健康保険)に加入しているとしてもこのような手術は保険の適用にはなり得ない。いわゆる自費診療になり、費用はかなり高額になる。先のケースでは医療費について医療機関側がかなりの配慮をしており、「好意があだ」となってしまったわけである。米国のようにイスラム教徒のコミュニティが完全にできあがっており、イスラム教徒の医師や看護師がたくさん活躍している国では自分たちの文化に忠実さを追い求めることは可能であろう。しかしイスラム教徒の医師など例外的にしか存在しない、かつまた保険適用にはならないためにそれに要する金額が

高額になりやすい日本の中でここまで自己の文化を忠実に追い求めると、満足した結果を得ることはこれはもう不可能に近いのではないかと言わざるを得ない。

女児においてはアフリカの一部においていわゆる「成人の儀式」として古くより陰核を切除することがあったらしい。もちろん医療機関の中で行われたわけではない。これが宗教のためなのか、他の理由による習慣であったのかは知らない。近年、このような行為は人権侵害にあたるとの国際社会からの指摘で表向きはなくなったらしいが、日本でこれに関連した話を耳にしたことはない。

15. 薬の使用方法について

薬を処方する際に気をつけなければならないことがいくつかある。薬の摂取法に関連してさまざまな行為に走る人がいて要注意である。

まずは1回に使用する量を自己判断で増やす人。これは日本人より自分たちの方が体格がよいので、その分、日本人医師に指示されたよりも多くの量を使用しないと効果がないだろうと考えるタイプである。南米、欧米の人に多い。実際に薬剤によっては、米国と日本でまったく同じものが発売されていながら日本で発売になっている錠剤やカプセル1つあたりに含まれる容量が米国のそれに比較して少ないものもしばしば見受けられ、これが彼らの猜疑心を生むことになっている。一例を挙げるとバイアグラ®は米国では1錠100 mgのものも発売されているが、日本で発売されているのは50 mgと25 mgの錠剤だけである。また早く治りたいという一心で同じような行為に走る人もいる。たくさん使用すれば効きも早いだろうという単純な発想である。

このように自己判断で薬を使う人は先進国、発展途上国、どちらの人にも見受けられる。先進国においてはその国の医療制度により自分が適切と判断する、または満足する医療を初めから受けることが事実上困難な国がある。またあまりにも医療機関までの距離があり、近くの薬局で薬を購入して済ませる地域もある。個人主義が発達し過ぎたためかも知れない。発展途上国では医療機関を受診することが経済的に困難であり、アジアではその分、薬局などで抗生剤などが簡単に入手できる国もある。地理的条件で受診が困難で

あったり、基礎教育の欠落により薬に関する初歩的知識がない場合もある。いずれにしても以上に述べたような諸理由で薬を自己管理しようという傾向が強いと考えられる。

したがって薬を処方する場合は使用方法について、副作用についてくどいほど説明をしておく必要がある。複数の薬剤を処方し、なおかつ1つは1日3回食後、1つは1日2回食前など使用方法が異なる場合は処方箋を前に説明しても理解が得られず、医師からみると指示どおりの服用が実際に可能であるのか、心配になる場面が多い。このように処方が複雑な場合は院内処方であっても院外処方であっても処方した薬を持って再度診察室に来てもらい、薬を目の前にして指で一つひとつを示しながら、使用方法を患者に母国語で薬袋に書くことを促しながら説明した方がよい(**図16**)。自己判断で薬の使用方法を変えてしまうと治療効果がいい加減になるばかりか、その結果から病態を推測することも困難になり、その帰結として正しい診断に至らぬ場

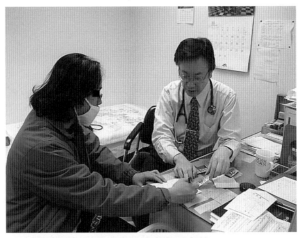

図 16 フィリピン人男性
いわゆる「風邪」で来院。
調剤薬局でもらってきた薬を診察室の机の上に広げて、内服の仕方を一つひとつ説明。
薬については処方時に医師が英語で説明しても、実際に薬を受け取る調剤薬局で患者側が具体的な内服の仕方を理解できなければ、誤った服薬をしてしまう可能性が大である。

合もある。もちろん生命に危険が及ぶ場合さえある。

　保険診療が受けられないケースでは医療費をできるだけ安価に抑えるためにたくさんの検査を行うのではなく、まずは「様子見」の医療を行わざるを得ない状況に医師が追い込まれる場合がある。このような際にも薬を処方して医師が何を判断しようとしているのかを詳しく話しておく必要がある。特に恐いのはステロイド薬や抗甲状腺薬などを処方する場合である。自己判断で増量したり、減量したりすると非常に危険である。突然中止をすると場合によってはショックに陥ることさえある。どうしてもこれらの薬剤を処方しなければならない場合はさらに念入りな説明が不可欠である。

●ケース 33：薬

・ペルー人男性(スペイン語/不明)から
　てんかんの子どもに薬をあげるのを忘れていたので、2倍の量にあげてもいいですか？

　薬の使用方法を誤ると恐ろしいことになりかねない。このケースでも薬を2倍量内服させようとしている。1回忘れたから次回にその分も…という発想は薬の副作用などについての知識がないためであろう。処方時にここまで先回りして説明しておくことはなかなか困難といえる。ただ、こういうこともあるのだと覚えておかねばならない事例である。

---

16. 上座部仏教(いわゆる小乗仏教)のお坊様を診察するときには

　このような機会に日本で遭遇することは極めて稀かも知れないが、私にはベトナム人のお坊様の患者がいた。上座部仏教(いわゆる小乗仏教)ではお坊様が修行の末につかんだ徳というものは女性に身体を触られてしまうと水の泡に帰するとされている。お坊様の身体だけではなく、僧衣に触っても同じである。タイ国に行くと目にすることがあるが、お坊様が乗り物に乗るときは特別待遇である。最初に乗り込み、一番後ろの席に座り、最後に降りてく

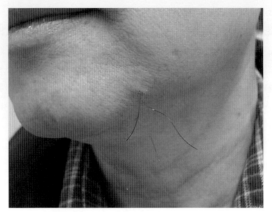

図 17 ● 華僑系カンボジア人男性のあごから伸びた毛
自分の幸せ、運を守るために剃らない。外見は気にしない。女性でも同じ理由で剃らない人がいる。

る。いずれも女性が触ってしまうようなことがないようにとの配慮である。故に点滴、処置など通常は女性看護師に任せる行為であっても、このお坊様に限っては男性である私自身が行うようにしている。

17. ほくろから生える毛は剃らない

　中国、台湾、東南アジアに広く広がる習慣である。ほくろから抜きん出て生えている毛に関しては剃ってしまうと自分の運が、幸せがなくなると信じているために剃ろうとしない。ひょろんと伸ばしたままである（**図17**）。男性だけではなく、女性でも同様。特に顔面にあるときには美容上、どのように感じているのかと甚だ気になるが、まったく気にかける様子はない。手術の前処置の剃毛の対象となることはないだろうが、本人の同意なく人為的に抜こうとしたり、カットしてはいけない。

18. コインで身体を強く擦り付ける

　難民として日本に逃れて定住しているカンボジア人の人たちは発熱や頭痛

のときなど身体をコインで強く擦り付けることがある（**図18**）。皮下出血を伴う赤黒いあざが連続して身体に付くことになる。これを子どもたちの身体に見つけると幼児虐待と間違ってしまいそうであるが、そうではない。理論的なことを彼らから聞くことはないが、一説によると擦ることにより、局所の体温を上昇させ代謝をよくすることで症状の改善を得るのではないかということである。もしそうであるなら日本のお灸と原理は似ているかも知れない。

　ベトナム語の通訳から典型的なカンボジアの民間療法であり、ベトナムの一部や中国雲南省にもあると聞いたことがあるが、カンボジアの隣りのタイ人やラオス人、ベトナム人・中国人でも私は見たことがない。但し、タイでも東北タイの南部カンボジア国境のカンボジア系住民の間では行われているようである。難民として合法的に日本に受け入れられた両親から生まれ、日本で育った子どもたちからみると、このコインで身体を擦り付ける行為は痛みを伴うだけに恐怖の行為であるらしく、親がコインを持ち出すと慌てふためき逃げ惑うそうである。

　在日のカンボジア人の多くは難民として合法的に日本に受け入れられた人とその子孫、呼び寄せという制度でその後に故国から呼び寄せられた、難民として受け入れられた人たちの親戚である。カンボジア人難民の多くは日本に到着してから神奈川県大和市に存在したインドシナ難民大和定住促進センターで日本の習慣、考え方、日本語を学んで日本社会に入っていく。一部は兵庫県姫路市に存在したインドシナ難民姫路定住促進センターに入った人たちもいた。難民関連で入国した在日カンボジア人1,200人程度の約1/3は今でも大和市のある神奈川県県央地区に生活しており、これらの地域で診療行為をしていると彼らと遭遇し、彼らの珍しいこの行為を目にすることがあるかも知れない。

　幼児虐待といえば海外ではこのような話もある。米国で日本人の親が子どもを医療機関に連れて行った、医師が身体をよく観察するとお尻に青いあざがある。幼児虐待か？　と間違われたというもの。もちろん幼児虐待などではなく、蒙古斑である。蒙古斑などわれわれ日本人からみると常識に近いようなことであるが、米国において専門家といわれる人々でさえ、知らないことがあるのである。これはすなわち世界には私たちが知らない医療に関する風俗や習慣がまだまだ間違いなくあるであろうということである。

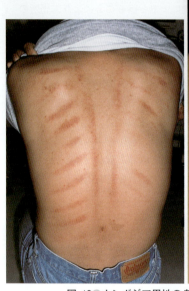 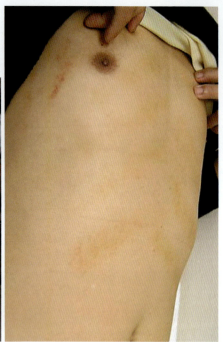

図 18 ●カンボジア男性の身体に残るコインによる引っ掻き傷
左：皮下出血がくっきり。
右：別人であるが時間が経過してやや薄くなっている。
子どもにこういう「外傷」を見つけると幼児虐待と間違えかねない。

19. 刺 青

　日本で刺青をしている人といえば、連想するのはやくざなどアンダーグラウンドな人たちである。タイ人、ラオス人、カンボジア人の男性にも刺青はよくみられる。だがよく見るとその図柄は仏教の経典であったり、ハヌーマンというインド民話ラーマーヤナの猿の将軍であったり、その他、仏教に非常に関係が強い模様が描かれている（**図 19**）。

　なぜこんな刺青をするかと聞くと、戦争に行く息子が弾に当たらないよう

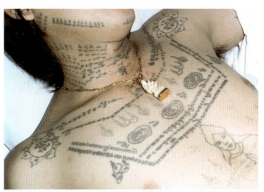
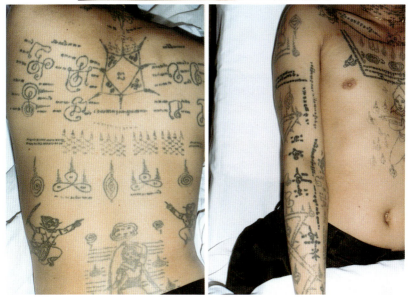

図 19 カンボジア人男性の刺青

　前胸部と背部と右上肢。
　インド民話に出てくる猿の王、ハヌーマン、仏教に関連したお守りの言葉が所狭しと見事に彫られている。災害から身を守るためである。
　首のネックレスはタイ人のプラ・クルアンと同じ、仏様。

にと家に刺青師を呼んで行ったものであるという。すなわち、かの地では刺青はやくざの紋章ではない。診察にあたって彼らの腕や身体に刺青を発見しても怖い人たちではないので心配はない。

ではタイ人なら誰でも刺青をするかといえば、バンコックのオフィス街を駆けずり回るような階層の人たちの身体にはないであろう。また、フィリピン人や南米人、米国人などの腕に、昔でいえばポパイがしていたような、女性やハートに矢が刺さった図柄の刺青が彫られていることも多いが、これはどちらかというとおしゃれというか、かわいい類のものである。

すなわち外国人の刺青とは即危ない人というわけではないことは覚えておくべきである。待合室にこのような刺青をした「怖そうな」顔をした外国人がいると、日本人の患者が「なんとなく離れて」座っていることがある。日本人の患者にもよく説明をして不安を取り除いてあげておいた方がいい。「あそこの医院はやくざな外国人でいっぱい」などと言われかねない。

20.「あつい」という表現

熱性疾患は別として、首があつい、胃のあたりがあつい、腕から肩があついという表現は日本人の医師、医療従事者には理解しにくい症状である。このような訴えは中国からベトナム、カンボジア、ラオス、タイなどの華僑世界が広がる国の人々に多い。決して華僑系の人々だけが訴えるわけではないので、華僑系に特有とも言えないが、とにかくどのように理解をしてよいのか、どのような検査を組むべきか、悩む。

この「あつい」という表現は漢字で表現すると「熱い」になるのか、「暑い」になるのか、皆目見当がつかない。「厚い」ではないことだけは確かである。ひょっとするとこれは漢方医学的な表現であり、西洋医学に慣れ親しんだわれわれ日本人の医療スタッフには理解しにくいのではないかとも疑っている。

21. 慢性疾患に対する考え方

慢性疾患で外国人患者を長期にフォローアップできているとしたらそれは比較的稀なケースと言えるかも知れない。私の患者にも潰瘍性大腸炎、十二

指腸潰瘍などの外国人患者がいるが、なぜ治療を続けなければならないのかについてしつこいほど説明しても、なかなか定期的には通ってくれない。欧米人を除く多くの国の人、特に発展途上国からやってきた人にこのような人は多い。

　理由の1つは基礎教育の欠落であろう。もし薬剤の内服を止めたらどのようなことになるのかということを、毎回話しても結果は同じである。症状がよくなるとやってこなくなるのである。このような状況を目前にするとステロイドホルモンや抗甲状腺薬の投与は実に怖いものである。

　第二は健康保険、国民健康保険などの公的保険に加入していないと医療費が高額になり、財政的負担からやってこなくなるのではないかということである。確かに日雇いや1週間で日勤夜勤が交代する仕事などでは定期的な通院はしにくい。しかし私の親友であるタイ人医師に尋ねてみると、タイにおいても同じ、悪くなるまで来ない、よくなるとまた来なくなるということであった。病気に対する認識が誤っていると彼は言う。外国人患者を診始めた頃には、私を信用していないから来なくなるのか？　とも思ったがどうもそうではないらしい。なぜなら悪くなると必ずまたやってくるからである。

●ケース34：疾患の違い

・同僚のイギリス人女性（英語/千葉県柏市）の件で、日本人女性（英語/住所不明）より
　足のほくろを診てもらいたい。皮膚科で英語のできる先生を紹介してほしい。

　欧米系の人には皮膚癌が他の人種に比較すると多い。故に皮膚のいぼやほくろには敏感である。過剰と思えるほど心配し、医療機関を訪れる傾向がある。

●ケース35：疾患の違い

・オーストラリア人女性（英語/東京都四谷）より
　腕にほくろがある。癌化すると怖いので取ってほしい。皮膚科を紹介してほしい。

欧米系の移民が多いオーストラリアでも健康教育が行き届いていて、特に皮膚の病変には敏感である。欧米系の人に皮膚癌の発生が多いと知っているからである。

●ケース 36：時間を守らない

・国籍不明の外国人についてクリニック勤務の日本人女性（日本語/東京都○○市）から

昨夜クリニックに問い合わせがあり、今日診察を受けに来るはずの患者がまだ来ない。この患者についての連絡方法などを聞きたい。

時間、日付を守らないのは外国人だけではないが、一般的にいうと外国人の方がこのようなトラブルは多い印象を受ける。

その典型の第一は「現場」で肉体労働をしている人たちである。日雇いに近いので医療機関にやってくると医療費がかかるばかりか、その日の日当が入らないため、少し経過がよくなるとやってこない。また雨の日は「現場」が休みで来ることができても、晴れの日は来ることができない。手術を行っても次の日の包帯交換には来られないなど薄氷を踏むような医療を強いられることがある。

第二の典型は夜働いている女性たちである。朝の 5 時や 6 時に寝るため、外来診察が午前中のみである医療機関には「早起き」ができなくてなかなか来られない。いずれにしても来るはずの患者が来なければ、それはそれなりの理由があることが多く、診療時間が終了してから 30 分や 1 時間も待っている必要はない。

22. インフォームド・コンセントと人権

治療内容に関してはインフォームド・コンセントを徹底させる。そして常に人権に配慮すること、これが外国人患者と相対するときの最も重要なキーワードである。本来は外国人患者でなくても、患者全員に対してこれらを徹底させる必要がある。

外国人患者を拝見していると日本人患者のように「先生にお任せします」などという答えはまず絶対にあり得ない。欧米人には「医療は契約」という考え方が強く、契約するに際して、すなわち検査や治療をするに際してはなんのために行うのか、いくら費用がかかるのか、これを行わなかった場合、どのようなことが起こりうるのか、などしっかりと医師から情報をもらい、自分で方針を選択するというのが一般的である。アジア人であっても、南米出身者であっても似たり寄ったりである。当初は慣れるまでやっかいに思うかも知れないが、実はこのように診療を進めていくことが外国人患者とのトラブルを回避する最大かつ唯一の方法であることにすぐに気がつく。慣れてしまえば文字にするほどややこしいことではないと感じるであろう。よくよく説明することを日頃から日本人患者にも心がけよう。そして患者の質問に答え、互いに気持ちを擦り合わせていくことを自分の診療スタイルとしてしまう。すると外国人患者に対しても自然とよくよく説明をするようになる。外国人患者から見てよい医者とは言語ができることも一要素ではあるが、しっかりと向かい合ってよく説明をしてくれる医師であることが何よりであるという意見もあるのである。

　人権については、何をもって人権がある医療、人権に配慮しない医療というのか、はじめはわかりにくい。これも慣れてくると理解しやすい。患者からみて選択肢がない場合、患者からみて情報から疎外された場合を人権のない医療と呼ぶようである。故にインフォームド・コンセントが欠落した医療などは人権に配慮しない医療の典型ということになる。この「インフォームド・コンセントに則った、人権に配慮した医療」という考え方は以前より改善されたとはいえ、今日の日本の医療に最も足りない点と指摘されており、いずれの医学部、看護学部、看護学校でもその実践のための教育に力を注ごうとしている。外国人患者を診察していると日本の医療において今一番問題と指摘されているインフォームド・コンセントや人権の問題をいやでも考えることになる。医学生、看護学生、研修医、専修医の皆さんには外国人医療を通じてこの点を是非是非深く考えて頂きたい。

●ケース37：文化

・帰化した中国人（都内）のために○○総合病院のMSW（日本語/東京）から

　15年前に中国より帰化したご夫妻。子どもが1人いるが、その子が癌になり、現在大学病院で治療中。しかし予後はよくなく長くないとのこと。その現実をご両親が受け入れられないとのこと。また帰化したという背景から、日本の病院から差別を受けていると感じ、不信感ももっている。特に子どもが亡くなった後のフォローの必要性が大きい。社会的背景を理解してカウンセリングを提供してくれるところはないだろうか？

　外国人の方の中にはこのように民族的差別をされているという被害者意識に陥る方も少なくない。特に治療がうまくいっていない場合にはその確率が格段に高くなるといえる。治療が思ったように進まない患者やその家族と話をするのはつらいものではあるが、ここは性根を据えて詳細に丁寧に時間をかけて話をしないと民族差別をされていると疑われてしまうことがあるということである。また患者の抱える文化、風俗・習慣なども勉強し、医療者側が何か誤解を受けるようなことがなかったかどうか、点検してみるのも必要なことであろう。

●ケース38：治療

・ブラジル人男性（ポルトガル語/大阪市）より

　下股の痛みが取れず既に5回も病院を変えた。筋肉の痛みを取る赤外線療法をしてほしいのにしてくれない。サッカー選手には施されている方法なのでその分野の医師ならしてほしい。

　患者が特定の治療法をしてほしいと名指しで指定してくる場合も少なくない。医師が医学的見地から考えても適用がない、あるいは効果がないと渋っても、思い込みが激しく納得してくれない場合は診察室で揉めごとになるのは必至である。納得してもらうには通訳を入れてじっくりと医師の持論を説明するしかないであろう。

7 食事指導で注意すべきこと

　例えば糖尿病や高脂血症などで外国人に食事指導するときに知っておくべきことがある。宗教上、食べられないものがあることについては6-10「食事に関するタブー」(59頁)でも述べたが、おさらいをするとイスラム教徒は豚肉、ヒンズー教徒は牛肉、宗教的菜食主義者は肉、魚類は口にしないので遠慮しなければならない。これは宗教的戒律であり、彼らのアイデンティティーでもあるので「身体にいいから」と無理強いをするのはタブーである。また華僑系の女性が妊娠しているときには冷たい食事—例えばサラダなどもタブーである。冷たい食事は妊婦や胎児によくない影響を及ぼすと言われているからである。故に強引に勧めてはならない。

　外国人といっても国や民族により食文化もさまざまであり、一括して話をすることはできない。したがって日頃からどのような食生活をしているのか、母国の人々の食生活はどうなのか、患者ごとに尋ねてみるとより適切な食事指導ができる可能性が高い。

　フィリピン人や南米の出身者は基本的に肉が好きである。したがって高脂血症、高血圧が若い世代にも多い。タイ人も母国では屋台での食事が中心であるため、揚げ物、焼き物を中心に摂取しており、同様な傾向が強い。バンコクで安いアパートを借りると台所というか調理する場所がない。外の屋台でスープ類までビニール袋に入れてくれるため、帰ってきてそのまま器に移して食べるだけだからである。フィリピン人は生野菜を食べる習慣がない。故に「野菜を食べて」と指導するとまず嫌がる。さらに指導すると「揚げたり」「煮たり」「焼いたり」してやっと食べてくれる。故に「野菜を食べて」ではなく「野菜をどのようにして食べて」と具体的に言わないと、思ったようなニュアンスは伝わらない。

　糖尿病、高脂血症、高尿酸血症や軽度の高血圧などで自覚症状が乏しい場合、例えば健診などで異常値を指摘されても、患者自身にあまり深刻さが窺えない場合が多い。このまま放置した場合、どのようなことが起こりうるのかということを例に挙げて指導した方がわかりやすい。

8 日本の医療と海外の医療の違い

多くの日本人が日本の医療、医療制度しか知らないように、外国人の多くも自国での医療、医療制度しか知らないことが多い。そこに大きな溝があり、トラブルの芽が潜んでいる。外国人には日本の医療、医療制度などについて機会をみて勉強して頂く必要があるが、私たち日本の医療従事者もお互いの違いについて知っておいた方がよい。外国といっても欧米、南米、東アジア、東南アジア、中東アジア、アフリカなどの地域にさまざまな国があり、これから述べることもたとえ同じ地域の中といえどもすべての国に通じるわけではないということを前提として聞いて頂きたい。

―――●ケース39：医療の違い―――

・イギリス人女性（英語/東京都）から
　近くでクリニックを見つけ行ってみたいのだが、どのような手順を踏んだらよいか。

　英国では公的保険を使用した医療を受けようとすると、まずは地域ごとに指定された医療機関を受診しなければならない。但し、非常に待たされるし、医師の診断力が悪い、あるいは医療機関の対応が悪いとしても次の二次医療機関に行くには地域の医療機関の医師からの紹介状が必要とされる。それがいやという人は高いお金を払って民間保険に加入し、自由に医療機関を選択しようとする。結局は貧富の差が、受ける医療の内容に跳ね返ってくることになる。

　この点、日本のように、どこの医療機関にでも患者が行きたいところに、いつでも行ける、誰でも貧富の差なく同じレベルの医療が受けられるという公的保険とはまったく異なる。公的保険にかかる医療費の支出を総額として抑えようとするとこの英国式の医療になりかねず、これを日本に当てはめると医療の質は極端に落ちかねない。自国の厳しい管理医療の世界からやってくると「どのような手順でクリニックを探すのか？」という質問になるのであろう。日本との医療制度の違いを垣間見

たような気がする。

●ケース40：外国人医療労働者

・フィリピン人女性のために叔母のフィリピン人女性（英語／？）より
　フィリピン在住の姪が看護師をしている。（新聞によると）日本にもニーズがあるそうなので日本で就労させたい。どういう過程でビザなど申請できるものなのか知りたい。

　日本で就労する場合は日本の看護師資格を取る、すなわち看護師試験を日本語で受けて合格することが必要である。この場合は本人がフィリピンに在住している。この種の相談もよく持ちかけられるが、困難、ほとんど実現不可能と考えておいた方がよい。気落ちしないようにと希望があるかのように話をすることは却ってマイナスとなる。事実は事実として明確に伝えた方がよい。
　背景には次のような事情がある。国民の多くが海外でのいわゆる出稼ぎ労働の経験をもつフィリピンでは看護師の資格があると英語で試験を行う欧米での看護師試験には合格しやすく、欧米で看護師として合法的に働くことが可能である。そこで日本でもどうか？　という話になるのである。医師としてフィリピンで得られる給与と看護師として欧米で得られる給与を比較すると後者の方がはるかに高く、よってフィリピン国内でも医師が看護師学校に入り直して看護師試験を受けて、看護師として海外で働くなどというケースさえあるらしい。

●ケース41：外国人医療職

・ブラジル人妻（ポルトガル語）の件で、日本人夫（日本語）から
　ブラジル人妻のことで、相談したい。ブラジル人衛生士の資格をもっている。日本でこの資格を使える仕事はあるか？

　これも前記のケースと同じく、まず日本で衛生士として働くには日本の資格を取得しなければならない。であるからブラジルの衛生士の資格を使って日本国内で働くことはできない。単に助手、事務職、受付、通

訳として雇用することは可能であるが、まず就労可能な在留資格を所持しているかどうかの確認は必ず行うべきである。相談者がもし日本人と正式に結婚して滞在しているとしたら不法滞在している可能性は極めて低い。しかしながらただ日本語ができるということで雇用すると在留資格がない、すなわち不法滞在者を雇ってしまったということになりかねない。これは法律に違反することである。個人の医療機関であっても医療機関は公的色彩が強い組織であり、そこに不法滞在者を雇ってしまったという責任はかなり重いことになる。

●ケース42：外国人医療職

・フィリピン人男性（英語/○○市）から
一般医の医師ですが、来日したばかりです。これから日本で働きたい。医師または、アシスタントとして働きたい。紹介してください。

日本で医師として働くためには日本の医師国家試験に合格しなければならないのでこのケースでは不可能。いわゆる「にせ医師」になってしまう。アシスタントとして働くとしても就労許可の在留資格でやってきたのかどうかが問題となる。医師またはアシスタントとして働くための就労許可が来日時に取得できているとは思えないので、下手をすると不法就労となってしまう。因みに、日本での医師免許をもたない外国人が、同国人を読者としている出版物に宣伝を出したり、クチコミなどで安く医療行為をしていることがある。医療行為をめぐって患者となんらかのトラブルになり、摘発されることがある。すべて違法行為である。

1. 国民皆保険制度

わが国には健康保険（いわゆる社会保険）、国民健康保険の2つの公的保険がある。原則として全国民はどちらかの保険には加入しなければならない。国民健康保険は健康保険に加入できない人が加入するシステムであって、健康保険に加入資格をもっている人が自分の意思で国民健康保険に加入すると

いうことはできない。健康保険優先なのである。外国人であっても公的保険に加入する資格のある人は加入しなければならない義務があるが、罰則のない義務である。すなわち加入しなくても罰せられるわけではない。外国においても公的保険が存在する国はあるが、全国民を対象としたわが国の制度ほど普及はしていない。公的保険を使用して医療を受けるにあたっては厚労省よりさまざまな規制がある。この規制について理解できない外国人が多く、言い合いになったり、不信感のもとになり、診察室で医師の頭を悩ますことになる。とにもかくにも保険診療を行うに際しての縛りについて場面場面でよく説明しておく必要がある。

またわが国の国民皆保険制度で特筆すべきは「加入者の誰もが」「貧富の差なく」「行きたいときに」「行きたい医療機関を自分で選んで」「受診できる」ということである。

1．処方日数に縛りがある

現在は睡眠導入薬、精神神経科関係の薬剤の一部については30日間以上の処方が許されていない。どうして30日間なのか？　と理論的に説明を求められても政府の方針としか答えられない。

同様に発売されて1年以内のいわゆる新薬は1回の処方は2週間までと定められており、それ以上の期間の処方はできない。

またOmeprazolなどのプロトンポンプインヒビターは十二指腸潰瘍の場合は6週間、胃潰瘍の場合は8週間までしか処方を許されていない。これ以上の期間を処方するとレセプト審査で査定され減額される。故に医療機関にとって大きな問題であり、理由を知らない外国人患者になんと言われようと譲れない部分である。

2．処方できる薬剤は病名により制限されている

わが国では公的保険で診療を行う場合、こういう病名の病気にはこういう薬が使える、あるいはこういう薬しか使えないという縛りがある。これが外国人には理解ができない。以前に片頭痛で米国人の患者を診察したことがある。米国の医師からの紹介状を拝見したが、どう考えても「片頭痛」という病名だけでは保険診療では許可にならない薬剤が含まれていた。このような場

合、患者が母国での慣れ親しんでいる処方に固執すると保険診療の枠内で済ませることができなくなり、費用もかさむ。逆に費用もかさむので自費診療がいやだと言われると保険診療の枠内で納めることのできない薬剤は処方することができない。このようにしてトラブルの芽は膨らんでいく。

●ケース43：薬

・大阪市のカナダ人男性（英語）より
　自国で処方されていた、抗不安薬のベンラファキシンを処方してくれる医療機関があれば教えてほしい。

　日本ではベンラファキシンは発売許可とはなっていない。故に同じ薬剤での治療を続けるには個人で輸入するか、自国の家族に送ってもらうしか方法がない。一般的に患者が持参した米国内で発売になっている薬剤を調べるためには American Drug Index などが必要になる。ベンラファキシンに限定してほしいと要求されると対処のしようがないが、日本では発売されていない旨を伝え、他の代わりになる薬剤を勧めると納得してくれる人も少なくない。

●ケース44：薬

・ブラジル人女性（ポルトガル語/静岡県）から
　モーニングアフターピルは薬局へ行けば買えますか？

　日本の薬局には一般の薬局と医療機関での処方箋を扱ってくれる調剤薬局がある。両者を扱っている薬局もある。特定の薬剤を入手したいときに、どのタイプの薬局に行けば入手できるのか、外国人にはよくわからないようである。
　気をつけなくてはならないのは院外処方箋で対処している医療機関を受診した患者が、処方箋を一般の薬局に持っていってしまうことがあるということである。もちろん処方箋に記載された薬剤は入手できない。厚労省の指導により医療機関では院外処方箋をどこの調剤薬局に持っていくべきか、患者を誘導してはいけないということになっている。医療

機関と調剤薬局との不透明な関係をつくらせないようにという狙いであろうが、外国人の場合は医療機関の窓口で院外処方箋を持っていく調剤薬局を指定してあげないとこのように「迷子」になり、適切な薬剤を入手できないということになりかねない。

3．薬剤の1日処方量に制限がある

　外国人の中には自分は日本人よりも身体が大きいので日本人用の1日処方量では効果がないと考えている人も少なくない。また患者が所持している実際に米国で処方されている薬剤量を見ると、日本の保険診療下に定められている1日最大投与量をはるかに超えて処方されている場合もある。このような場合に患者が日本の公的保険を用いて従来どおりの処方を望むとトラブルになりやすい。

4．病名により検査にも縛りがある

　外国人に限らないが、あれこれと自分で検査を希望する患者がいる。例えば保険診療では肝臓疾患を疑う病名がない場合のγ-GTP血液検査、食道疾患を疑って上部消化管内視鏡検査を行った場合の胃の中を検査した費用などは認められない。がんを疑って血液にて腫瘍マーカーを調べるとき、CEA、Ca19-9などではまずは画像診断を先に行わなければ疑い病名がレセプトに入っていても査定される。このように保険診療では、病名による検査および検査の順番が厳しく決められている。ここまで制度について具体的に説明するのは少々疲れるが、トラブルをつくらないことと信頼関係を築き上げるためには必要がある場合にはしないわけにはいかない。

●ケース45：健診、保険適用

・大阪市の国籍不明の、日本語を話す女性より

　血液検査を中心として健診を受けたい。日本語でよいので医療機関を紹介してほしい。レントゲンや胃の検査は要らない。○○から引っ越してきたばかりなので、できれば近くがよい。1年半前に交通事故に遭った。貧血気味。血液検査はいくらくらいかかるのか。保険は使えるのか。

健診とか「medical check up」と表現されると公的保険は使えないと言わざるを得ないが、この相談者が「貧血気味」と訴えているように、多くの場合はなんらかの症状があって検査をしてほしいという主旨であることが多い。よくよく尋ねると公的保険が適用になるわけであり、健診や medical check up を求められたら患者と十分に話し合い、その主旨を探ることが必要である。

5．公的保険では適用にならない医療がある

　簡単に言えば、公的保険は使えずに保険外診療すなわち自費診療となる医療があるということである。わかりやすいのは美容整形手術であるが、身近なところでは妊娠検査、普通分娩、血液型検査、尿沈査も適用外である。普通分娩に関しては分娩後に公的保険加入者には費用の相当額が払い戻される。医療ではないが診断書の費用なども適用外である。このような保険外の自費診療の場合、その費用は医療機関により異なるということも説明しなくてはならないし、実際にこの医療機関ではいくらぐらいになるのか？　ということをすべて説明して納得してもらってから診療を進めなければならないだろう。

●ケース 46：公的保険適用

・アメリカ人女性（英語／東京都○○○市）より
　年1回受ける子宮関連のテストをしたい。保険を使って行いたい。理由は去年アメリカ人の日本在住の医師で4万円もかかった。実は卵巣に問題があったことがあり、今でも気になることがある。また、子宮口にブツブツがある。平日の午前中に行きたい。

　一読すると検診の希望のようにも受け取れる。検診であれば相談者が希望するような「保険を使っての検査」は行えない。自費診療となる。しかし子宮口にブツブツがあるという「症状」があるわけであるから保険診療の対象となる。外国人で問題となるのは逆に「ただ心配だから」という理由で日本の公的保険を使おうとする場合である。このような場合では厳密に言えば保険は使えないが、それを外国語で説明するのは至難の業

であることもある。「使えない」と言うと押し問答となる場合もあり、判断が難しい場合もある。

―――――――●ケース47：公的保険適用―――――――

・国籍不明女性（英語/住所不明）から
　避妊ピルを服用している。以前はプライベート保険だったが現在は社保をもっている。ピル処方してくれた医師は、今回社保は受け付けないと言っているので、○○あたりで社保で処方してくれる英語を話す医師を紹介してほしい。

　純粋に避妊を目的としたピルの処方には健康保険いわゆる社会保険や国民健康保険は使用できない。どうして自費になるのか？　という理由を説明しない限り、公的保険で処方してくれる医師を探し回ることだろう。ただ、日本の保険制度の「決まりごと」の中には医学的な根拠とはなんら関係のないものが非常に多く、外国人患者どころか日本人の患者でも理解し難い。それを日本人と比較すると理論好きな外国人患者に納得してもらうのはさらに困難である。このようなときには医学的な理論で攻めずに、単純に「保険に関する法律でこのような決まりごとになっている」と説得した方が理解が得られやすい。

―――――――●ケース48：公的保険適用―――――――

・ロシア人男性（英語/渋谷区）から
　背中が痛いので明日か明後日、英語のできるところを紹介してほしい。日本語はできない。マッサージをしたいので保険が使えるところを紹介してほしい。

　マッサージでも公的保険で受けることはできるが、あくまでもまず医療機関を受診し、医師から「マッサージの方が治療効果があるから公的保険を適用してほしいと」いう規定の書類を書いてもらうことが前提条件である。直接、マッサージ店に公的保険を持っていっても適用はされないはず。外国人にはこういう縛りごとがわからない。当然である。

2．医療機関の受診の仕方の違い

先にも述べた如く、わが国の国民皆保険制度で特筆すべきは「加入者の誰もが」「貧富の差なく」「行きたいときに」「行きたい医療機関を自分で選んで」「受診できる」ということである。英国の保険制度でははじめから専門医を受診することはできない。いわゆるファミリードクター(家庭医)を受診し、そこから紹介してもらうのである。また公的保険があってもそれを利用すると地域別に指定されたファミリードクターを経てからでないと専門医に紹介されないシステムで、延々と時間が経過していくばかりという英国の例もある。公的保険を使用しないで医療を受けることも可能であるがそれは莫大な費用となって跳ね返ってくる。また欧米の医療機関は予約制が一般的である。日本では予約制の医療機関も増えてはきたが予約が不要の医療機関も多いのが現状である。

●ケース 49：予約

・パキスタン人の娘の件で、パキスタン人の母親(英語/東京都)より

　今週火曜日に○○○○○病院の予約をキャンセルせざるを得なかった。代わりに電話して予約を入れてくれる？

　予約制の医療機関も増加している。医療機関において次の診察日の予約をするときは電話であるいはパソコンでの予約となるケースもあるようだが、日本語が理解できない人たちにとってはそれが高い壁となっていることも理解し、対策を立てて頂きたいと願うものである。

バンコックには私立の巨大な近代的医療機関がいくつもある(**図20**)。中でも著者が長年関係をもっている BANGKOK HOSPITAL では医師の雇用方法は2種類ある。

第一は日本と同様、月額を決めて給与として支給する方法である。

第二は上限、下限を決めた金額の範囲で医師自身が自分の診察費を決める方法である。医師としての技術にまだ自信のない若手の医師は前者の方法で

8 日本の医療と海外の医療の違い

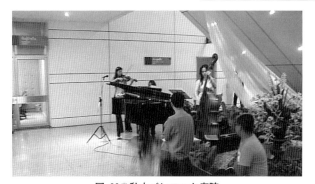

図 20 私立バンコック病院
バンコックの超近代的な私立病院の代表格。日曜日も診察。
受付の前では患者の気持ちを和ませるために女性たちが楽器を
演奏。とても病院とは思えない。

契約を望むが、早い医師では卒後数ヵ月で後者の方法に契約を変更する医師もいるとのことであった。

　一般的に後者の方法では医師ごとに外来診察費用が異なる。あの先生は○○大学病院の教授で王族の診察も行っているからいくら、自分はまだ若いからいくらというように異なるのである。第二の場合には病院の施設、スタッフなどを利用した費用として収入の10%を病院に納める条件ということであった。後者の契約で雇用されている医師が圧倒的に多く、すなわち勤務医とは開業医がその病院の中に診察の机と時間をもっているようなものなのである。患者はその費用と技術と自分の財布の中身を天秤にかけながら医師を選ぶことになる。富めるもの、貧しいもので受けられる医療が異なってくる。これが日本の「誰でも」「いつでも」「自分の意思で」「医療機関を選んで」「受診できる」という国民皆保険制度との決定的な違いであろう。

●ケース50：医療の違い

・コロンビア人男性（英語/東京都）より生後5日の男児のために
　近くにある国立○○○○センターに連れていきたい。よい病院だと聞いたので赤ちゃんが生まれた病院よりもよい。

どのような疾患で受診するのかについては相談者が述べていないので一概に言えないが、一次医療機関で取り扱うべき「軽い」疾患で三次医療機関を受診することは医療機関を混乱に陥れるだけに終わることがある。外国人も日本人同様にまずは地域の医療機関を受診し、病診連携システム、かかりつけ医システムに組み込む形で受け入れていくことが必要であり、外国人には地域のレベルでよく説明、指導すべきである。

●ケース51：医療の違い、苦情

・ニュージーランド人男性（英語/東京都〇〇〇区〇〇〇〇）より

①多発性硬化症（MS）を6年前から患っている。6ヵ月ぶりにかかりつけの〇〇大学附属病院に行くと、新患扱いされて、かつての2倍の治療費を請求され、紹介状も直接他の病院に送ることを断られ、再度紹介状を受け取りに予約を取るよう言われた。

②専門性が高く、治療費があまり高くないところを紹介してほしい。英語がある程度できることが望ましい。

③治療費に関してだが、3〜4年前〇〇病院ではかなり今より安かったと記憶している。

慢性疾患でも6ヵ月も診察の期間が空いてしまえば初診扱いされ、初診として費用を請求されても不当なことではない。日本では紹介状は基本的に本人が受け取り、照会先の医療機関に持っていくものであり、直接、紹介先の医療機関に送るということはあまり行わない。患者が行き先の医療機関を勝手に変更する場合もあり、またいつ受診するのかも不明な場合が多く、直接紹介先の医療機関に送付することは混乱を招くことになりかねないからだ。医療費に関しては保険診療であれば2年に1回、原則として保険点数の改正があるので4年前とは同じではないだろう。一種の苦情であるが、日本の医療システムがわからない結果ともいえる。

3．医師と患者の関係の違い

　日本では過去に、医師の言うことには専門家ではない患者は口を挟まない、挟ませないという考えが強かった。このためか医師は患者の病状、治療について理論的証拠、具体的数字を挙げて自らが勧める医療、勧めない医療について意見を言い、それに対して患者は質問、自分の希望を述べ、意見の対立があったとしても、話し合いでそれを乗り越えていくというインフォームド・コンセントに則った医療が行われてこなかった歴史がある。

　このような医療は人権侵害とされ、外国人患者にはまず受け入れられないと考えた方がよい。また、たとえ相手が日本人患者であったとしてもこれからの医療を支える世代が採るべき医療の道ではない。この点については現在、医学部の教育カリキュラムの中にも医学概論などとして取り入れている大学が多くなっているが、学生のときの勉強という範疇を出ていないような印象を強く受ける。実践の場では何よりも必要ということを卒業が近い高学年のベッドサイドティーチングなどで教育していく必要性を痛感する。

●ケース52：医療の違い

・大阪市のニュージーランド人女性（英語）より

　親知らずがあって、1年前に日本の歯科でレントゲンを撮った。今痛み出した。以前受診した○○○歯科には「治療（抜歯？）できる」と言われているが、自国では麻酔と外科治療は別の医師がするので、日本の通常の歯科で対応が本当にできるのか不安。

　日本で抜歯のときに麻酔担当の医師と治療担当の医師がいて2人で対応するなどということはあまり耳にしたことがないが、自国でそれに慣れている人にとっては日本では1人の歯科医が両方担当することの方が奇妙に思えるのかも知れない。これこそ医療文化の違いといえるかも知れない。因みに日本の歯科医の技術レベルは一般的に高いといえる。

●ケース53：医療の違い

・アメリカ人女性（英語/神奈川県相模原市）より

　小田急町田、相模大野、相模原近辺で眼科を探してほしい。アメリカの自動車免許の更新のため視力を書き込んでほしい。用紙は持参する。なるべく早く行きたい。

　米国での書類に必要とされる視力検査は日本で私たちが健康診断で行うものとは一般的に視力の表現の仕方、記載の仕方が異なる。眼科の専門医に対応をお願いした方が無難である。

●ケース54：母国医師

・ブラジル人女性（ポルトガル語/栃木県）から

　8月12日に○○○○○病院に行って耳を診てもらった。海に行って海水が耳に入って痛くなった。医師から神経がやられたと言われ1週間薬を処方してもらってよくなりました。もう1回痛みを感じて病院に行ったら医師から薬の処方はできませんので我慢しなさいと言われた。耳鳴りがずっと鳴るので寝られないです。ブラジルの家庭医に連絡してそう言ったら耳鼻科で薬を処方してもらうのがよいと言われた。後は他の検査をやってみてくださいと言われた。その検査は日本語でなんと言いますか？

　自分の思ったような治療効果がなかなか出ない場合、電話やメールで母国の親しい医師に連絡を取り、その指示を持って再度医療機関にやってくる外国人は少なくない。ただ母国の医師も日本の医療制度を知っているわけでもなく、本人の症状を目の前で見ているわけでもないので、その発言に固執されると非常に診療がやりづらくなることもある。このような場合は「どうしてこのようにするのか？」ということを理論的にやさしく説明することしか方法はない。後はどちらを信用してくれるかは患者次第である。

4．予防接種に関する違い

　予防接種に関する考え方は日本人と外国人では相当に異なるという印象がある。特に感染症による乳幼児の死亡率が高い国々からやってきた人たちは、子どもの予防接種に関しては積極的である。

　以前はポリオの接種に関してわが国は生ワクチンを採用していた。海外では不活化ワクチンであり、接種回数も異なり、在日外国人の混乱を招いていたが、2013 年にわが国でも不活化ワクチンが導入されて、この混乱は終息した。また、日本脳炎の予防接種は海外にはなく、外国人にとっては、頭を悩ます問題であるようだ。近年予防接種の種類は増加の一方である。以上から外国で一部の予防接種を済ませた子どもの予防接種を依頼された場合は小児科専門医に任せた方が無難である。

　個々のシステム、医療に若干の違いはあれども、上記の点が日本と諸外国の医療の違いの顕著な部分である。私が診療していて一番困るのは先にも述べたが患者が自国の医師に助言を求め、あるいは診断を求め、それを持って来院する場合である。電話だけでの推察と比較されるのは甚だ迷惑と思う場合もあるが、検査ができない、あるいはしない理由については保険診療の縛りがあるなどということは先方の医師には理解できるはずもなく、こちらから感情的になることなく、説明しなければならない。ただ疾患というものは人種、風土で異なることもあり、母国の医師の目からみるとこのような疾患を疑うのかと自分の勉強になることもある。

●ケース 55：予防接種

・子ども（言語不明）のために中国人女性（日本語/住所不明）より

　ポリオを日本で1回、中国で1回接種した。今回日本の2回目にあたるが、医師は必要ないと言った。しなくて大丈夫か？　してもいいのか？　接種は保健センターで受けるのだが、他の病院の医師に聞いたので心配。

　ポリオの接種に関する相談はこのように多い。特に外国と日本にまたがって受ける場合、混乱するようである。本ケースのような場合はわか

りにくければ小児科専門医に任せるのが正解かも知れない。

●ケース 56：予防接種

・イギリス人女性（英語/東京都町田）から
　5月の末にベトナムを旅行する予定。破傷風、ポリオ、肝炎 A、腸チフスなど、さまざまな予防接種を受けたいのですが、どこに行けばよいか。

　欧米人は予防接種に対する考え方が日本人とはずいぶん違う気がする。世界中に植民地をもっていたせいか、海外に行く際も神経質と思えるぐらい、予防接種をきちんと受けていく。イギリスなどではそういう海外旅行者のワクチン接種や現地の医療情報を提供するトラベラーズクリニックが繁盛していると聞く。しかし日本ではこれだけ海外に毎年旅行に行く人がいるというのに、トラベラーズクリニックはごく少数である。

9 医療費の問題

1．外国人医療の難しさは医療費にあり

　外国人患者を診る際に医療機関にとって最も大きな障害になりうる課題の1つが医療費の問題であった。もう少し正確に述べると医療費の未納問題であった。そしてこの課題は現場の医療従事者の努力にもかかわらず現在も続いている。われわれ医療従事者は学生時代よりヒポクラテスの誓いを叩き込まれており、「お金もない困った外国人を診てあげたい」と思うボランタリー意識は非常に強い。「困っている」と言われれば言われるほど医療人としてのヒューマニズムがうずくのである。しかしこのような外国人がたった1人であれば特例として扱うことも不可能ではないかも知れないが、人数が増えてくればどうなるであろう？　それは医療機関の経営状況に直接影響を与える深刻な問題になりかねない。

　いかに医療費の未納という事態を生み出さずに診療が行えるか？　それは外来診療だけに限っていえば相当に可能である。まず外国人も使用できる日本の医療・福祉制度について知識をもっておくことである。受診している当の外国人でさえ知らないことが多い。ソーシャルワーカーが勤務しているような医療機関であれば対応を彼らに任せることもできるが、無床診療所などの小規模医療機関では医師自身が知っておくことが一番である。

　どうしてもわからない場合はAMDA国際医療情報センター(03-5285-8088)で相談できる。

　制度の中でも患者が健康保険(いわゆる社会保険)、国民健康保険、後期高齢者医療保険などの公的保険に加入していない場合、自費診療(いわゆる保険外診療)となり、医療費は保険診療で受診した場合と比較すると高額になるものと覚悟しなければならない。医療費が高額になるから患者が支払えずに未納金が出るというほど事は単純ではない。どんなに安い医療費に抑えようとも患者がそれを下回る金額しか持ち合わせていなければ間違いなく医療費の未納は発生する。例えば2千円に抑えても千円しか所持していないと申

請されれば未納は発生する。「安くしてあげる」と簡単に発言することも禁句である。いくらが安いのかは主観の問題だからである。

上手に乗り越えるコツはここでもインフォームド・コンセントである。診療方針について医療費を含めて患者とよく話し合い、所持金に余裕がないなら、その範囲でベストの医療を心がけることである。この項ではまず外国人でも使用できる日本の医療・福祉制度について解説し、次に自費診療の仕組みについて解説し、医療費の未納が起こらないよう、なおかつ手抜きの医療にならないよう、私が腐心している方法をお話したい。

ただ医療費の未納の問題は日本の医療従事者側の努力だけでは如何ともし難い部分があるのも事実である。その部分の解決を政治に求める考え方もあるようであるが、私はまずは外国人の自助努力に求めたい。外国人労働者の多くは日本より経済状況が厳しい国や地域からの出稼ぎ労働者である。これは合法滞在、不法滞在者を問わない傾向である。年齢的にも労働可能な年齢層が中心のためか、自分が病に倒れたときに対する備えが十分ではない。出稼ぎという名前のとおり、日本で稼いだ金額の大部分を故国の家族に仕送りしてしまう。当然、自分の手元に残るお金は少ない。是非自分のためにその一部を自分の手元に置いておいてほしい。このような自助努力があって初めて援助の意味があるものと考え、私はいつも外国人患者に「お願い」をしている。一方的に助けの手を差し伸べても自分でそこから逃れる方法を考えないならばいつまでも問題は解決しない。

2．外国人でも利用できる日本の医療・福祉制度とその関連事項(表1)

1．健康保険

日本の3つの公的保険のうちの1つである。日本では公的保険への加入は国民の義務とされており、国民皆保険制度と呼ばれている。外国人に対しては加入資格を有する人は日本人同様に加入しなければいけない、すなわち義務とされているが加入しなくても罰則規定のない「義務」である。健康保険は通常、社会保険とも呼ばれており、職場を通じで加入するものであり、日本年金機構の各地区の事務所が管轄する協会けんぽと組合事務所が管轄する組

合健保に分かれている。しかしサービスという点では同じである。この健康保険に加入できない人が次に述べる国民健康保険に加入することになり、すなわち国民健康保険よりも健康保険への加入が優先される。健康保険に加入資格のある人がわざわざ国民健康保険に加入するということは許されない。保険診療を受ける場合は診療費の3割（一部の高齢者は1割または2割負担）を患者が医療機関の窓口で支払い、残り7割については医療機関がレセプトを作成して社会保険診療報酬支払基金に請求、審査を経て2ヵ月後に医療機関の金融機関口座に支払われる。もちろんレセプトの内容によっては請求どおりの費用が認められないこともある。なお70歳以上の高齢者についてはその年収により診療費の自己負担割合が異なる。

●ケース57：健康保険

・ペルー人男性（スペイン語/埼玉県）から

　19日に入院することになっている。頸椎第3、4、5の手術をする予定。社保をもっている。社保をもっている場合、本人が50％を負担し、後50％は会社が負担するのは本当か。

　相談者の勘違い。本人が50％、会社が50％で負担というのは健康保険（いわゆる社会保険）の毎月の掛け金の負担割合であって医療費の負担割合ではない。

●ケース58：短期滞在、医療費

・フィリピン人女性のために○○大学病院SWの○○さん（日本語/東京都）から

　短期ビザで来日しているフィリピン人の母の件なのですが、現在脳溢血で倒れて入院されています。治療費は300万円かかります。昨日教えて頂いたように組合保険会社の方に扶養として社保に入れるかどうかの確認しましたが、やはり無理とのことでした。そのほかに方法はありませんか。

　このようなケースを社会保険の扶養に入れたら健保組合も悲鳴をあげ

表1 日本に居住する外国人が利用できる医療・福祉制度

	日本人と正式に婚姻している配偶者	留学生	就学生（日本語学校生）	研修生
在留資格	○	○	○	○
住民基本台帳登録による在留カード所持	○	○	○	○
就労資格	○	×（週20時間アルバイト可）	×（週20時間アルバイト可）	×
健康保険（社会保険）	○	×	×	×
		これらの身分のままで労働はできないはず		
国民健康保険	○	○	可能	可能
			一年以上在留資格ありと認定された場合	
後期高齢者医療保険	○			
生活保護法	可能 定住ビザ、永住ビザを持っている場合	×	×	×
感染症法2類感染症（結核を含む）	○	○	○	○
労災保険	○	○	○	× 研修中は「労働」とは認められないので
児童福祉法第22条（入院・助産）	○	○	○	○
行旅病人及び行旅死亡人取扱法	可能	可能	可能	可能
	但し住居、仕事先がある場合は適用されない			
無料予防接種 ※これらの人々の子どもについて	○	○	○	○
自治体主催の検診	○	○	○	○
母子手帳交付	○	○	○	○
特定疾患の医療費助成	○	○	○	○
身体障害者福祉法	○	○	○	○
精神保健法措置入院	○	○	○	○
養育医療	○	○	○	○
乳幼児医療費助成制度	○	○	可能 国民健康保険に加入している場合	可能

9 医療費の問題

労働者 (合法滞在合法就労)	労働者 (合法滞在資格外就労)	労働者 (超過滞在不法就労)	労働者 (超過滞在以外の不法就労)	外交官 およびその家族	米軍軍属 およびその家族
○	○	×	×	○	○
○	○	可 能	×	×	×
○	×	×	×	×	×
○	可 能 雇用している会社が許可すれば可能	可 能	可 能	×	×
○	○	×	×	×	×
可 能 定住ビザ、永住ビザを持っている場合	×	×	×	×	×
○	○	○	○	×	×
○	○	○	○	× 日本国内法が及ぶ範囲で労働することは認められない	×
○	○	○	○	×	×
可 能	可 能	可 能	可 能	×	×
○	○	×	×	×	×
○	○	×	×	×	×
○	○	可 能 発行拒否される市町村もあり	×	×	×
○	○	×	×	×	×
○	○	× 旧厚生省の答弁書による	×	×	×
○	○	○	○	×	×
○	○	×	可 能 旧厚生省の口頭通達では外国人登録は不要とされたが、実際は都道府県で異なる	×	×
○	○	可 能	可 能 健康保険(いわゆる社会保険)に加入している場合	×	×

てしまうだろう。不慮の場合の対策を講じないで来日するとこのようになってしまい、結局は娘夫婦が苦しむことになる。

❶外国人の加入資格

加入資格は日本人とまったく同じである。すなわち常勤の場合、または非常勤であっても1週間に働く時間が常勤職員の3/4以上であれば加入できる。この基準から考えるといわゆる不法滞在者であっても健康保険に加入できるということになる。不法滞在者が働くことは当然のことながら違法行為である。しかし現実にはそのような不法滞在しつつ不法に就労している労働者が少なくないのがわが国の現状である。

協会けんぽの加入については本人または勤務先の関係者が地域を管轄する日本年金機構の事務所を訪れ、まず第一に加入希望者の氏名を告げる。第二にこの数ヵ月間の月額賃金を賃金台帳にて示すことになる。これは賃金台帳により加入後の月額の掛け金=保険料を割り出すためである。この手続きの過程には加入希望者が外国人であるか否か、外国人であれば在留カードを確認するなどという作業はない。また外国人労働者を日本名で偽って提出しても調べる術はない。この一連の手続きをみていると、本人確認よりも月々の掛け金を取りはぐれないようにすることに重点をおいているため、このような法の抜け穴ができてしまうと考えざるを得ない。

❷毎月の保険料

毎月の保険料は被保険者本人の月額報酬により異なる。毎月の保険料は被保険者と雇用者が折半することになっており、組合管掌の場合はその折半の割合が組合によって異なる。

保険料や各種の税金などが給与から差し引かれて支給される、いわゆる「天引き」をめぐってそのシステムを理解できない外国人労働者が雇用側に不満をぶつけ、中には退職してしまうことすらある。外国人労働者は「給与が10万」と言われれば毎月10万円もらえるものと勘違いするからである。故に雇用する場合は保険料や税金など天引きすることをしっかり説明し、手取りはおよそいくらになるのかを概算で教えてあげた方がよい。

❸加入のメリット

a．**高額療養費の助成**：保険診療による医療費のうち、1ヵ月分(月初めか

ら月の終わりまで)の自己負担額が一定の金額以上となった場合、超えた分が高額療養費として患者に支給されるという制度である。但し、外来と入院とは別々に計算される。外来と入院とを合算すると超えているという場合は適用にならない。当初は患者側が窓口で自己負担額を全額支払い、高額療養費で助成される金額については2ヵ月後に患者に還付されるという仕組みになっており、原則としては還付までは患者がその金額を立て替えておくということになる。患者が立て替えておくべき自己負担金額を持ち合わせていない場合、医療機関側が立て替えておいてもこのようなケースでは必ず支払われるので安心である。

b．**出産育児一時金、出産手当金**：被保険者が分娩した際には出産育児一時金として定めた額が支給される。出産手当金とは被保険者が出産のために労務に服することができなかったときに、休業した日につき、標準報酬日額の60％が支給される。出産手当金を受けることができる期間は分娩前42日(多胎妊娠の場合は98日)と分娩の後56日までとなっている。

―――――――――●ケース59：健康保険、妊娠出産―――――――

・○○県○○市のオーストラリア人女性(英語)より

　一般医か産婦人科医で英語が話せる医師がいて、社会保険が使えるところを紹介してほしい。妊娠検査をしてみたところ、プラスと出た。日本で産むかどうかはまだ決めていない。

　外国人であっても健康保険いわゆる社会保険が使えるかどうかの確認を求めるなどなかなか用心深い人であるが、残念なことに正常分娩および人工中絶には公的保険を使うことはできない。

―――――――――――――●ケース60：妊娠出産――――――――

・コロンビア人女性(スペイン語/横浜市)より

　妊娠したか、検査をなるべく早く受けたい。保険は持っているが、どの保険かは漢字が読めないのでわからない。

　健康保険でも国民健康保険でも妊娠に関する検査は適用外であり、使

うことができない。窓口で患者を受け付ける際にこの点について説明をしておかないと、診察後に医療費をめぐってトラブルに発展しかねない。

●ケース61：不法滞在、妊娠出産

・国籍不明の人のために○○○病院のMSW○○さん（日本語/○○県）から

それぞれ自国に家庭をもっている外国人男女の間に子どもが産まれた。みんなオーバーステイ。今後のために保険に加入できないだろうか？子の両親が働いている。

出稼ぎに来ている男女が日本で新たなカップルをつくってしまうことは珍しいことではない。各々が故国に家庭をもっているケースもあり、どちらかが独身でどちらかが既婚の場合もある。お互いに相手の事情を理解している場合もあるが、そうではない場合もある。

タイ人を例にとると、もちろんタイでは重婚は罪であり許されていない。しかしタイでは県ごとに本籍をつくることができるので、地方の県で結婚していてもバンコックで別に本籍をつくってしまうと書類上は独身のようにみえてしまうことになる。いずれにしてもこのようなケースでは子どもが生まれてしまうと子どもの身分が非常に不安定になる。出生届けなども遅れがちになり、いつしか無国籍者になってしまうこともある。故に早めに出生届を出し、母国の在日大使館、領事館に連絡を取るように当人たちにしつこく話すべきである。

●ケース62：不法滞在、自費診療、養育医療

・フィリピン人（性別不明）の件で病院のMSWより

オーバーステイで保険に加入することができない女性が出産した。出産費用に関しては、彼女が工面したお金でなんとか足りるようにしたが、産まれた子どもは心肺停止で、NICUの設備のある○○病院へ搬送した。今後も継続的治療が必要だが、現在自費扱いになっている。養育医療の相談をしたが国籍などの問題から使えないのではないかと言われた。どうしたらよいか。使えるはずですよね（子どももオーバーステイ）。

養育医療については外国人への適用は都道府県に実質任されていると言っても過言ではなく、公的保険への加入者に限るとしている地方自治体もある。故にこのようなケースでは運ばれた医療機関の存在する地方自治体の思惑如何ということになる。1件あたりの医療費は非常に高額になることが多く、養育医療が適用にならないと莫大な未納金を医療機関にもたらす可能性が極めて高い。なお、国籍による適否はない。

●ケース63：不法滞在、妊娠出産、養育医療

・スリランカ人男性（○○県）の件で病院のSWから

　スリランカ人の未熟児（1,400gにて出産）の治療費について相談したい。在留資格も保険もない。県庁に養育医療について相談したが、県の見解として原則保険が前提で、県が職場へ所得の調査に行くとのこと。生保基準が適用基準になるとのこと。保険なしの場合。

　しかし、職場から子を出産したことをよく思われていなく、帰国を勧められたりしているので、県の人が職場に調査に行くのは困ると言っている。社保加入の資格はあるようだが、同様の理由で加入はできないだろう。保険があれば制度のこと、医療費のことなどいろいろとよいのだが……（無理）。公的病院のため県庁に強く訴えにくいということも、お金の出所は同じだし、しない方向へいくだろう。

　不法滞在者が未熟児を出産したというケースであるが、養育医療に関してこの医療機関が存在している自治体の見解は原則公的保険に加入している場合が適用ということである。相談内容から察すると父親か母親は働いているようなので、公的保険の適用に関する唯一可能性がある方法は働いている親が職場で健康保険いわゆる社会保険に加入することである。不法滞在者は国民健康保険には加入できないが、健康保険いわゆる社会保険なら加入できる可能性があるからだ。もしそれが不可能であるとすると治療費は未納になり、医療機関の持ち出しとなる可能性が極めて高い。このようなことが全国の医療機関で発生すると医療機関としてもなんらかの自衛手段を講じなければならないところに追い込まれてしまう。不法滞在者の問題は結局は政治的判断の問題といっても過言で

はない。

●ケース64：不法滞在、妊娠出産

・フィリピン人女性のために、○○県保健課の保健師（日本語/○○県）から

　フィリピン人女性でオーバーステイですが、現在出産予定日を過ぎている。最近まで○○県○○町に住んでいたが入管につかまるのではと思い、母の友人のいる○○県○○○町に身を寄せた。この方に何かできることはありませんでしょうか。とても心配なので教えてください。

　身体の心配をするのは間違いなく医療職の仕事である。しかしともすると不法滞在者の在留に関して積極的に支援するような形になることには人道上という言葉で片づけてよいものか、不安を覚える。仕事をしているとどうしても不法滞在者と思われる人と接する機会が少なくないが、帰国についてまずは説得することが先決であろう。というのも非常に不安定な身分で滞在していて、ひとたび病に倒れたらこれまでの幾多の例のごとく、周囲の人、訪れた医療機関に多大な負担をかけることが十分に予想されるからである。

●ケース65：不法滞在、妊娠出産、医療費、養育医療

・性別不明の韓国籍の赤ちゃんの件で、○○○○産院のMSWから

　オーバーステイの韓国人女性が、家庭のある日本人男性との間の子を出産した。その子が痙攣が続いていて入院加療中。出産費用は日本人男性が出したが、難産だったので50～60万円かかっている。加えてその子の治療費が1日3万円くらいで、10日～1ヵ月くらいの入院が必要で、その費用までは支払い切れないとのことなので、手助けできる制度など何かないだろうか。養育・育成医療の対象にはならなそう。大使館や他のNGOなどで助けてくれないだろうか。日本人男性は妻にはまさか浮気してしまい、子どもまでいるとは言えず、今すぐ戸籍に残っては困る事情があるので、自分の保険には入れられない。母も社保対象外。子どもは認知しようか迷っているうちに産まれてしまった。

もうこうなると適用できる制度は1つとしてない。何のコメントもできないが、日本人男性の自分勝手な行動がこのような事態を招いたと言える。当事者の責任を問いたい。医療機関にとってはまさに人災によってもたらされた「医療費の未納」である。ここまでくるともう医療機関の努力も限界かと無力感さえ感じる。

●ケース66：不法滞在、母子福祉法第22条
・ナイジェリア人女性（英語／神奈川県○○市）から

　私は以前○○医療センターで帝王切開で子どもを産みました。その費用100万円を請求されました。でも市の福祉サービスの配慮により全額を免除してもらいました。日本の保険もビザもありませんが、今妊娠4ヵ月です。福祉事務所の方より安い病院をこちらで紹介して頂くように言われました。お産の可能な病院でできるだけ安いところを紹介してください。

　全額免除となったのは母子福祉法第22条（入院・助産）の適用と思われる。妊娠するのは個人の人権でもあり、よいか悪いか言う立場にはないが、保険もビザもなく、すなわち不法滞在という立場で再び妊娠、しかも出産を希望しているという無計画的生き方に支援の難しさを感じる。

2．国民健康保険

　国民健康保険は健康保険と並んで日本の公的保険制度の柱である。各市町村および特別区、国民健康保険組合が運営している。健康保険と国民健康保険に二重に加入することはできない。また健康保険に加入資格のある人がわざわざ国民健康保険に加入することもできない。この点では健康保険の項で述べたように「健康保険が優先している」と言える。国民健康保険の被保険者は世帯主と家族の区分はなく、いずれも診療費用の3割を自己負担分として窓口で支払う。

❶外国人の加入資格

　1981年の厚生省通達により、外国人登録を済ませ1年以上の滞在が許可されている外国人は加入が認められてきた。2012年7月10日以後は住民基本

台帳に登録し、在留カードを所持し1年以上の滞在が許可されている外国人は加入が認められている。但し、在留資格が6ヵ月であっても例えば日本語学校の生徒などの就学生の場合、1年分の授業料を払っているなど客観的に1年間在留すると証明できる資料があれば市町村区役所の担当者の自由裁量で加入が許可されてきた。自由裁量とは簡単にいうと窓口で応対に現れた役人の心ひとつで加入できたり、できなかったりするものである。外国人が1人で行くと拒否されたのに日本人が付いていくと加入できたなどというケースが相次ぎ、外国人からは「日本は外国人を差別している」との声が多数聞かれ、評判はすこぶる悪かった。1992年3月に厚生省は外国人の加入に関して新たな通達を行った。外国人登録カード(現在は在留カードに該当)を所持していれば「入国当初に認められた在留期間が1年未満であっても、なんらかの書類などにより滞在期間が1年以上になると認められる場合」に国民健康保険に加入できるとした。書類が外国語で記載されている場合は翻訳者名を明記した日本語翻訳文を添付することが必要である。

❷ 外国人の加入手続き

日本人は自分の住民票を置いてある各市町村区役所の国民健康保険係で行うが、外国人の場合も住民基本台帳に登録されている各市町村区役所で行う。

❸ 保険料

加入者が支払う年間保険料は地方自治体および組合により異なる。地方自治体の場合は加入世帯ごとに所得や資産の額、加入者1人あたりの均等割額、1世帯あたりの平均割額などを組み合わせた額としているところが多い。年間保険料には上限と下限がある。上限はおよそ53万円ぐらいであるが、こんな高額保険料を支払うより、病気になったときだけ自費で医療費を支払った方が安く済むと考えて故意に国民健康保険に加入しない人もいる。しかしこの制度はお金を互いに出し合う互助制度の色合いが濃く、このような考えの人ばかりが増えると公的保険という制度の崩壊につながりかねない。先にも述べたとおり、年間保険料には下限もあるが、留学生や就学生のためにさらに減免制度を設けている自治体もある。

国民健康保険の掛け金をどのように算定するかは地方自治体の裁量に任されているが、最も多いのが前年の所得税額からの算出である。外国人が来日して働くとすると最初の年には収入しかない。次の年度になると前年度の収

入から初めて所得税がかかる。故に来日3年目になると初めて収入に応じた国民健康保険の月々の掛け金(保険金)がかかることになる。それまでの2年間はとりあえず下限の掛け金を支払うことになる。3年目になってようやく収入に応じた掛け金を請求され、金額的には収入に応じて掛け金が跳ね上がるケースが多い。この当初の来日2年間の掛け金に慣れてしまうと3年目の掛け金としての請求額についてこれを行政の誤りと認識したり、怒り狂う人もいる。このような誤解は行政が十分に説明すれば起こらないはずである。

　中には掛け金を支払うのを拒否し、あるいはサボタージュしてしまう人も少なくない。このような人々は病気になってしまった時点で高額な自費診療費を払い切れずに、やはり国民健康保険を使いたいと役所に出向く。すると市町村自治体により2〜3年間を限度に、支払っていなかった期間の掛け金を請求される。なぜ2年までという自治体と3年までという自治体があるかというと次のとおりである。①「国保料」という概念により厚労省が国民健康保険法により徴収する場合は最大2年分遡って掛け金を請求される。②「国民保険税」という概念で総務省が地方税法により徴収する場合は3年分遡って請求される。但し、不労所得があったと認定された人の場合は最大5年まで遡って請求される。そして個々の市町村自治体は①か②のどちらかを選択できるのである。毎月は小さな金額でも2年3年分まとまれば大きな金額となる。「そういうまとまった金は払えない」とまたまた拒否する。このようなやりとりの後で医療機関において医療費を支払えずに未納が生み出されることは、受身になって未納金を押し付けられる医療機関としてはやるせない。まずは自助努力をしてほしいと願うものである。また自助努力を促すように事あるごとに説得すべきである。

❹加入のメリット

　a．高額療養費の助成：健康保険と同様に保険診療を受けた場合、自己負担額が一定限度を超えて高額になると、その限度を超えた金額が患者へ還付される。その縛りも健康保険の場合と同じである。

　b．出産育児一時金：正常分娩には国民健康保険も適用されず、医療機関によってその金額は異なる。国民健康保険に加入していると保険者である市町村自治体・特別区自治体によっては出産一時金が支給される。その金額は保険者によって異なる。支給を受けるためには自ら市町村区役所に書類を添

えて申告することが条件である。妊娠12週以上での死産、流産の場合には医師の証明書があれば支給されるが、経済的理由による人工中絶には支給しない自治体もある。

5 遡り加入

国民健康保険に加入資格がありながら加入していない人が病気になってしまった場合に利用できる。医療機関を受診した場合、自費診療（保険外診療）となり、窓口で当日の医療費全額を支払ってもらうことになる。その後でも国民健康保険に加入申請すれば未加入時の診療に対しても国民健康保険の適用が認められる。これを遡り加入という。その適用は最大3ヵ月であるが、さらに長期の自治体もある。支払ったときの領収書と入手した国民健康保険証を持って受診した医療機関の窓口に還付を申し出る。

●ケース67：国民健康保険

・ブラジル人女性（ポルトガル語/埼玉県○○市）から

自分が今まで入っていたのは海外保険だったので、市役所に問い合わせたところ、3年分遡って保険料を払って国保に入るように言われたが、そんなに払えない。分割払いも提案されたが、それでも難しい。ブラジルの家族に送金しており、生活費しか残らない。卵巣に問題があり、医者から検査入院を言われているが、保険がないのでお金がかかる。土曜日には病院に戻るように言われている。会社からは仕事は身体がよくなってから戻るように言われた。なんで5年前に来日したとき、社保を手続きするか、国保を勧めてくれなかったのか、納得できない。

5年前の来日時に健康保険いわゆる社会保険、国民健康保険への加入について本人へ話がなされていたかいないかについては判断する材料がないので言及しない。しかし今後、少子高齢化に伴い外国人労働者の急増が十分に予想される。来日する外国人に対しては生活上のトラブルを防ぎ、日本に早く馴染むためにもわが国の諸制度を説明するオリエンテーションのようなシステムが必要であろう。但し、故国の家族に送金しているから分割でも保険料が支払えないというのは受け入れ難い理論である。そもそもわが国の公的保険制度は病ではない元気なときにも多

数の人々がお金を出し合って基金をつくり、病に倒れたときにはそれを利用するという互助会的色彩の濃い制度である。いつもは掛け金を支払いたくなく、支払わず、病に倒れたときにだけ使わせろという人が増えたら、このような制度は維持できなくなる。

●ケース 68：国民健康保険

プライベート保険に加入ですが国保にも入らないといけないでしょうか。

よく聞かれる質問である。外国人でも公的保険に加入する資格のある人は加入が義務である。例えば国民健康保険なら在留資格が１年以上ある人は加入する義務がある。加入してもしなくてもよいのではなく、加入が義務づけられているのであるが、罰則のない義務であるので現実には加入資格がありながら加入を拒否している人がいるのである。民間保険に加入しているといっても、民間保険によっては適用除外疾患があったり、負担費用の上限があることもある。そのようなときに困り果てて、国民健康保険に入ろうとしてもその前に滞納していた掛け金を支払わねばならず、つもり積もった掛け金が支払えずに結局は国民健康保険に加入するのを諦めざるを得ないケースもある。

●ケース 69：国民健康保険

・フィリピン人の両親の件でフィリピン人の女性から（英語／神奈川県横須賀市）

横須賀米軍基地に住んでいます。両親がフィリピンから来て一緒に３年住んでいます。この両親のために日本人が利用している国民健康保険を持たせたいのですが、できますか。

米軍基地内は日本の法律の及ばない治外法権の世界である。もし米軍属の家族ということであれば日本政府の在留許可証を持っているわけではないと思われる。在留カードを所持し１年以上在留する資格のある人は国民健康保険に加入できる。したがって外国人登録ができない外交官とその家族、在日米軍属とその家族という資格で基地の中に住んでいる

人は何年日本に住んでいても国民健康保険に加入することはできない。

●ケース70：国民健康保険

・ペルー人女性の家族のことでペルー人男性（スペイン語/埼玉県）から
　国保に加入しています。しかし、ペルーに行っていたためしばらく払っていません。役所から40,000円の支払い通知が来ており、この金額が払えません。どうしてこんな金額になったのでしょうか。

　再入国許可証を持って帰国していたのであろう。帰国中も国民健康保険に加入している状態であったためにその間の掛け金を請求されたものと思われる。逆に40,000円の掛け金の支払い請求が来たということはそれに見合うだけの収入が過去にあったということでもある。

●ケース71：国民健康保険

・○○のロシア人男性の件で、○○市国際交流センターより（トリオフォンで）
　領事館に勤めていて公用ビザを持っているが、国保に入れない。何か保険に入りたいとおっしゃっているが、こういった方はどうしていらっしゃるのか。毎月薬をもらっているのでその費用が安くなればと思う。

　領事館に勤務しているということは外交官であり、外交官としての特権をもっている代わりに、日本では住民基本台帳に登録してもらうことができず、したがって在留カードもなく国民健康保険には加入できない。民間の保険しか加入ができないが、毎月薬をもらっているということは現在、定期的に医療機関を受診しているということであり、民間保険にこれから加入しても現在の疾患に対しては適用されない可能性が高い。ロシアがそうかどうかは知る由もないが、大使館によっては大使館員の給与が非常に安く、日本での生活に「外交官」という華やいだ名称からは考えられないような生活をしている人たちもいる。母国を出てくる際に旅行保険に加入してくるというのが身を守る確実な方法であったはず。

●ケース 72：不法滞在、国民健康保険

・○○に住む国籍不明の女性の件で、○○○の日本人男性より

　在留資格はないが国保はある方が、7月に自転車に乗っていて、バイクと衝突し、転倒、頭部を強打した。事故直後から歩くことはできたが、直後の記憶がない。頭痛や記憶障害があり入院、CT・MRI 検査を受けたが、異常はみられなかった。頚捻挫はあった。記憶障害はその後軽減したが、雨の日は強い頭痛がある。また、事故後、考えがまとまらなくなったので、事故との因果関係があるのか、心因性のものなのか診断を得たい。高次脳機能障害の検査はどこででき、どの程度の費用がかかるか教えてほしい。

　在留資格がない外国人は国民健康保険には加入できない。もし相談者の認識が正しいとしたら在留資格があったときに国民健康保険に加入をしたが、在留資格が切れた後も役所において国民健康保険加入継続資格チェックをすることなく、そのままになっているものと思われる。基本的には当の本人からの申し出によって加入を打ち切ったりしているのであろう。本人からの申し出がないとこのようなケースができあがってしまうことがあるのかも知れない。

●ケース 73：保険証、児童福祉法第 22 条

・コロンビア人女性（スペイン語/○○県）から

　妊娠 8 ヵ月。ブラジル人男性と同棲している。今まで病院へ行ったときも彼の保険を使っていた。病院の名前はわからない。いつも連れていってもらうだけなので。出産するにあたり、ビザもなく保険も自分のものでないのでどうしたらよいか？

　困った相談である。外国人の場合、女性の名前なのか男性の名前なのか、判断できないことがあるかも知れない。だからこそ同棲している男性の保険を使うことができたのであろう。後は出産に際して児童福祉法第 22 条を適用するしか方法がないように思われる。

●ケース74：国民健康保険、妊娠出産

・○○県のバングラデシュ人女性の件で、役場の通訳をしている日本人女性より

　出産育児一時金のことで相談したい。母国に戻って12月に出産し、3月にビザが取れれば日本へ戻ってくる予定。同国人の夫はずっと日本にいて、妻の分も国保料を継続して払っている。戻ってから出産育児一時金をもらいたいと役場に問い合わせたところ、担当者に「このようなケースでは本来出せないが、今回は出すようにはする。しかしみんなに同じように悪用されたら困るので釘を指しておきたいから、一度来るように」と言われたらしい。本来出せないのは、出国時に国保から名前を抜かなければならないのに抜いていなかったためらしい。

　再入国許可を持っているなど日本に帰ってくることが法的に明白であれば海外で出産しても帰国後、出産一時金をもらうことはできる。しかしこのケースでは「ビザが取れれば……」ということは再入国許可を持たずに帰国したと考えられ、本来は適用にはならない。海外で出産した場合、特に発展途上国で出産した費用と日本での出産の費用には大きな隔たりがあり、定められた出産一時金を支払った場合、「里帰りの航空運賃を出しても儲かる仕組み」と言われかねない。

●ケース75：短期滞在、不法滞在、妊娠出産

・フィリピン人女性（○○県）の件で、○○○○病院から

　先週の土曜日に初診で来院したフィリピン人女性（35歳）が、出産間近であるが、日本人と結婚している妹さんを頼りに昨年12月より○○に在住している。フィリピン人男性と婚姻予定でその男性はビザがあり、国保に加入している。今後は日本に滞在するつもりのようなので、ビザを取得し保険に加入できないか、と思っているが、婚姻届を出せばビザ取得ができないだろうか。

　本来はこのような相談は行政に相談すべき内容なのだが、行政の担当者が一般的に制度について明るくないためか、AMDA国際医療情報セ

ンターにかかってくることが多い。この女性も来日してから4ヵ月間、出産間近になるまで医療機関を受診していなかった。いずれにしても医療関係だけでなく、多くの問題を引きずって医療機関にやってくるというわけである。この場合は婚姻届を出しても、もし「不法滞在」であれば国保には加入できない。

●ケース76：短期滞在、国民健康保険

・兵庫県○○市に住むスリランカ人夫婦の件で、○○○○協会の日本人女性より

3ヵ月の観光ビザで子どものところに来ている。国保に加入できないと言われたのだが、入れる保険はないか。詳しいことは言いたがらなかったので、あまり聞けなかった。子どもが国保に加入していて、短期ビザで来日中の親が特定疾患や急病になっても国保には入れてもらえないのか。

もし母国の親族が短期滞在ビザで日本に滞在している親族を訪問し、その滞在期間中に病に倒れたものを国民健康保険でカバーしていたらこの制度は崩壊してしまうだろう。もちろん外国人の国民健康保険加入資格からも外れている。AMDA国際医療情報センターに寄せられる同様の相談は非常に多い。来日するにあたっては旅行保険に加入し、まずは自分の身は自分で守るという自助努力が必要である。入国直後に日本の民間保険に加入するという手もある。

3．後期高齢者医療制度

2008年に創設された制度。健康保険（社会保険）に加入している人も国民健康保険に加入している人も75歳になるといずれの保険からも外れ、後期高齢者制度の下で保険に加入することになる。

65～74歳までの前期高齢者であっても障害をもつ者は後期高齢者医療制度の下の保険に加入することになる。

外国人に対する適用は国民健康保険同様、在留カードを持ち、合法的に日

本に1年以上滞在する者とされている。

4．生活保護法

総則としてこの法律は日本国憲法第25条に規定する理念に基づき、国が生活に困窮するすべての国民に対し、その困窮の程度に応じ必要な保護を行い、その最低限度の生活を保障するとともに、その自立を助長することを目的とするとある。具体的に述べると病気などの理由により労働することができないなど、基本的人権に則した生活を送ることができないと判断された場合は本法の適用を受けることができる。医療費のみならず税金、水道費、光熱費なども免除となる。

❶外国人に対する適用

本来、総則に「困窮するすべての国民に対し」とあるように本法は日本国民を対象につくられた法律ではある。1990年6月の「出入国管理及び難民認定法」改正まではさまざまな在留資格の外国人に適用されていたことがあった。しかし改正後、厚生省(現厚労省)は日本人および外国人では「定住者」、「永住者」という在留資格で日本に居住している人にのみ本法を適用するよう、各地方自治体に通達を出している。

❷申請方法

各地の福祉事務所に申請する。あるいは市町村区役所の担当課に相談する。

生活保護法の適用を受ける人は医療機関を受診する前に役所の担当課を訪れ、その医療機関向けの医療券を作成してもらいそれを持って医療機関に行かなくてはならない。外国人の患者の場合はこの仕組みがよく理解できずに医療券なしに医療機関を訪れることがある。このような場合は速やかにまずは役所の担当に連絡すること。決して勝手に診察を始めてはならない。先日、某役所の担当部署の担当者にどのような外国人に本法の適用があるのかを尋ねたことがある。「合法滞在ならOKです」と言うので「本当か？」とたたみ掛けると「アメリカ人はいけないし、留学生もいけない」などとの返答を頂いた。国籍による差別などももちろんないし、留学生がいけないというのではなく、日本でずっと生活していく人、すなわち定住者、永住者という在留資格で滞在している人以外は適用にならないのである。このように役所の担当者の話でも残念ながらいいかげんな場合がある。役所の中の部署の配置転換はよく

あることである。転換後に詳細な情報を知らないままに返答することがあり、気をつけねばならない。外国人に対する行政サービスについて系統立って職員が学ぶようなシステムがあればこのようなことも少なくなるかも知れない。

　行政窓口に問い合わせてどうしても納得が得られない場合はAMDA国際医療情報センターなどの専門機関にセカンドオピニオンを尋ねるのも方法である。

5. 結核に関する法律

　従来の結核予防法は2006年に感染症法に統合された。現在、結核は感染症法による2類感染症の1つとして分類されている。

　1991年に公衆衛生審議会から出された「結核対策推進計画について(中間報告)」では2000年までに結核罹患率を人口10万対20以下にすることを具体的な目標としていたが、これは達成されなかった。特に東南アジア、西太平洋などの結核蔓延国からの入国者については、その結核に関する実情を詳細に把握することが必要である。アジアからの出身者が多い日本語学校の生徒(就学生)を対象とした東京都の調査では20歳台に関しては日本人の12倍の有患率であることが判明している。またエイズの日和見感染として発見されることもある。したがって外国人の診療を行う機会の多い医療機関・医師は特に結核についてはよく知っておくことが求められる。

❶外国人に対する適用

　人道的見地から、不法滞在を含めたすべての外国人に適用される。感染症の広がりに国籍はないということを考えれば当然の結果といえる。

❷結核の公費助成

　外来診療に関しては感染症法第37条の2、入院診療に関しては第37条による。

6. 労災保険

　仕事中のけがや仕事による病気、通勤途中での事故などに適用される。正社員、パートナー、アルバイト、日雇い、臨時職などの就業形態は問わない。労働者は雇用主と雇用関係が成立した時点から、自動的に本制度に加入して

いる。したがって時折、中小企業などにおいて「会社は労災保険に加入していないので、仕事中のけがであっても労災保険が受けられない」という言いわけがましい言葉を聞くことがあるが、こういう主張は真実ではない。真実は「会社側が労災保険の掛け金を支払わないで滞納しているという状態である」ということである。このような場合でも当然ながら労災保険は適用される。

❶外国人に対する適用

1998年に労働省労働基準監督局長より「日本における労働であれば、日本人であるか否かを問わず、また外国人であれば不法就労であるか否かを問わずに適用される」という通達が出されている。ではすべての外国人に適用されるかというとそうではない。研修ビザで来日している外国人には適用されない。研修ビザで来日した人が日本人労働者に混じって仕事場で行っている行為は「実習」や「研修」であって「労働」とはみなされないからである。

不法就労者が労災に該当するけがなどをしたときに不法就労者を採用していたことが発覚することを恐れて雇用者が申請しなかったり、けがをした不法就労者が申請しようとする行為を抑えようとしたりすることがある。また不法就労者自身が強制送還を恐れて申請しない、あるいはその仲間が自分たちにも調べが来て職を失うことへの不安から有形無形の圧力を当の労働者にかけて申請を妨害することもある。労災保険の適用を受けるためには先にも述べたとおり、労働基準監督署に申請せざるを得ず、すなわち不法滞在による不法就労の場合は「適用」は「強制送還」を意味することとなる。

❷申請方法

労災保険の適用を受ける場合には「請求書」を事業所管轄の労働基準監督署に提出する。事業主、すなわち会社側が適用申請を拒否する場合でも、本人が直接労働基準監督署へ申告することができる。

❸母国帰国後の補償について

労災保険には医療費だけでなく、人道上、事故により身体に障害が残った場合のハンディキャップを補償する費用が含まれている。これは外国人についても同様である。しかし母国と日本との経済格差を悪用したと疑わざるを得ないようなケースが散見されたため、現在は帰国する外国人に関しては母国の物価に合わせた額が補償される仕組みに変更されている。

●ケース 77：通訳、労災

・○○整形外科病院の SW(○○区)より

　英語を話す外国人が、就業中にヘルニアになり、労災を使って治療を受けている。しかし、労災の説明がよくわからないようなので、英語で説明してもらえないか。

　外国人が日本の制度を使うとき、その詳細な内容についてはどのような経緯で知るのであろうか？　どこに連絡すれば外国語での説明をしてくれるのか、どこに行けば各言語で書かれた説明書があるのか、あまりにも情報が開示されていない。研修生以外の外国人には、たとえそれが不法滞在での不法就労であっても合法滞在での不法就労であっても労災保険は適用になるとされている。行政としても外国人がより情報を会得しやすい手段を講じるべきである。

7．児童福祉法第 22 条—出産に関する助成制度

　出産費用に困って人工中絶せざるを得ないことのないよう、または自宅などで医療関係者の介護なしに出産して新生児や母体が生命の危険にさらされないようにという目的で制定された。わが国では出産費用はその全額を患者側が医療機関の窓口で支払い、健康保険や国民健康保険の加入者は、後でその費用の一部が保険から還付される仕組みになっている。このようなシステムがあるにもかかわらず、出産費用に困っている人々を救済するための制度といえる。

1 外国人に対する適用

　すべての外国人はその在留資格とは関係なく、人道上の見地から日本人同様に適用を受けることができる。ただ在留資格がなく、その収入も行政側が正確には把握し切れない人々が出産費用を払いたくない一途で申請し、適用されてしまう例が後を絶たず、問題になっている。

2 申請および相談窓口

　各地の福祉事務所

❸ 具体的運用

　援助の方法は、本制度の適用を申請する人およびその世帯の収入により異なる。その地域の比較的出産費用が安い医療機関を紹介してくれることもあるし、費用の一部または全額を負担してくれることもある。なお本制度はあくまでも出産までの制度である。外国人女性やその家族から「生まれてきた子どもが未熟児だが、本制度を活用できないか？」との相談を受けるときがあるが、ひとたび出生した場合は本制度の適用を受けることはできない。未熟児の場合は母子保健法の養育医療の給付申請を保健所または保健福祉事務所へ行うことになる。在留資格がない女性やその家族から、本制度を使いたいがどうしたらよいか？　という相談を受けることがある。確かに本制度は人道上の見地から在留資格のない人にもその適用範囲を広げている。しかしながらよくよく聞くと「収入があるが払いたくない」「収入はあるが母国の家族に送金してしまうので手持ちがない」などという理由を背景にして適用を希望するのは如何なものであろうか？　まずは自助努力が大切であることをいかにしたら理解してもらえるのか、苦慮するところである。

8．乳幼児の予防接種

　現在、日本には法律によって接種することを義務づけられた予防接種はない。いずれも希望による接種となっている。接種の仕方には行政によって決められた場所や医療機関で定められた期間に接種する場合とそれとは関係なく受ける側の希望で行う場合がある。前者は無料であり、後者は有料である。前者にはさらに日時を細かく決めて希望者を集めて接種する集団接種と、希望者個人個人が希望する医療機関に出かけて接種を受ける個別接種がある。

❶ 外国人に対する適用

　予防接種の種類にもよるが、集団接種と個別接種は住民基本台帳に掲載され、在留カードを取得している人は、下記の条件を満たせば無料となる。また有料であれば在留資格に関係なく予防接種を行っているいずれの医療機関においてもいつでも接種を受けることができる。

ａ．集団接種の場合

・被接種者が住民基本台帳に登録されている市町村内で受けること。日本人の場合は住民票のある市町村内となる。

・被接種者の年齢が当該市町村役所で無料と定められた年齢に該当すること。

　ｂ．個別接種の場合
・被接種者が住民基本台帳に登録され、在留カードを発行されている市町村が契約している予防接種事業委託医療機関で受けること。
・被接種者の年齢が当該市町村役所で無料と定められた年齢に該当すること。

❷ 外国人の無料接種の判断について

　外国人が無料で接種を受けることができるかどうかは上記の区分に照らし合わせて、在留カードを提示してもらうことにより判断できる。ややこしい場合はこの作業は必ず行うべきである。無料の接種の対象外であると当然、医療機関に赤字が残ることになる。残念なことに外国人の中には役所から配布された友だちの予防接種の問診票をコピーして持ってきたり、2枚綴りの1枚だけを持ってきたりすることもあるからである。以前は不法滞在となっている外国人に対しても外国人登録証明書を発行している自治体が少なくなかった。しかし 2012 年 7 月 10 日以後は合法滞在者のみが住民基本台帳に登録され在留カードを受け取ることができる。すなわち合法滞在者のみが無料の予防接種を受けられることになった。なお、健康保険、国民健康保険の加入の有無とは関係がない。

　では国籍がないとどうであろう？　無料での接種は不可能である。有料接種はもちろん可能である。国籍がない―いわゆる無国籍者というのはごく珍しい存在ではない。例えば外国人の女性が日本で正式に婚姻することなく、身ごもった場合などに起こりうる。

　最もありうるのは妊娠した外国人女性が婚姻関係のない日本人の子どもであると主張し、名指しされた日本人が自分の子どもではないと否定した場合である。そうこうしているうちに子どもが生まれてしまう。日本人として戸籍に登録されることもなく、母親が自国の大使館に申請せず時間だけが過ぎると無国籍となってしまう。特に子どもが誕生してから日本国籍を取得しようとするとたとえ子どもが自分の子であると認知する男性が現れても現状では困難である。はっきりと父親が判明している場合は子どもが母親の胎内にいるうちに認知する「胎児認知」をしておくべきである。明らかに外国人と思われる乳児が放置されているのを発見、保護された場合も無国籍者になりやすいケースである。

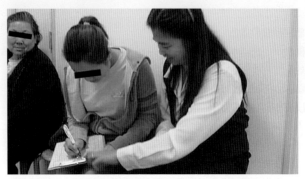

図 21●インフルエンザ予防接種の予診表は、乳幼児の予防接種同様、日本語で書かれている
通訳に聞きながら書き込むフィリピン人女性。通訳がいないと予診表を記入するだけで膨大な時間がかかることもある。

❸ 予防接種に関する行政の広報の問題点

　予防接種をめぐって、外国人にとって最大の問題は接種の情報の入手方法である。現在、予防接種の実施についての情報を各家庭に伝達する方法は自治体により異なっている。各家庭に郵便で通知する方法がある一方で、広報誌への掲載のみという自治体も多い。しかし、いずれもが日本語で書かれている場合が多く、日本語を理解できない外国人にとっては情報から疎外された形となっている（**図 21**）。予防接種の意義は今さら言うまでもないが、多くの人が対象であるべき本来の姿からいっても、たとえ少数であっても外国人に正しく理解できるように情報が提供されにくい現状には問題があると言わざるを得ない。例えば封筒に多言語で「ここには大切なお知らせが入っています」と書くだけで封筒が開けられずに捨てられる可能性はずっと低くなる。

❹ 留学の際に関係してくる予防接種

　高校、大学になって留学したいという日本人のお子さんが受け入れ国の書類を持ってやってくることがある。米国、オーストラリアや英国に留学するための書類を実際に読んでみると予防接種の記録に関しては非常に詳細な記載が求められている。それは日本と違ってこれらの移民を受け入れてきた国では移民が母国からあるいは経由地から感染性疾患を持ち込み、それが国内で爆発的に広がる恐れがあるからである。したがって予防接種の記録が記載

された一人ひとりの母子手帳は非常に重要であり、紛失してしまうとやっかいである。また日本には現在義務とされている予防接種はない。そのために接種率が下降している予防接種もある。留学する際の書類にはこれらの予防接種の記録も記載しなければならない。抗体を調べて陽性なら予防接種を免除されることになるものもあるが、陰性であれば新たに予防接種を行わねばならない。このような事態に際して書類の締め切りが迫っている場合に本人、家族より証拠のない記録の記載を求められることもないわけではない。しかし虚偽の記載は決して行ってはならない。

●ケース78：予防接種

・アイルランド人の娘（4週間目）についてアイルランド人の母親から（英語/東京都）
　アイルランドの予防接種計画に従って予防接種をやりたい。現在4週間目の娘です。

　アイルランドの予防接種計画についての知識はないが、一般論としてたとえ日本で外国人登録をしているとしても日本の予防接種スケジュールと大きく異なった予報接種を受ける場合は有料となる可能性が高い。もし日本での予防接種スケジュールと極端に異なると日本人の医師が自分の判断で接種を拒否するかも知れない。いずれにしても外国に行って、自分の国のルールに固執することはその国に適応しにくくなるということであろう。

9．行旅病人及行旅死亡人取扱法

　本法は1899年（明治32年）に制定され、旅行中に疾病にかかった人が医療費を支払えない場合、都道府県が全額負担することを定めている。日本の各種保険制度や生活保護法の適用を受けることのできない外国人の医療費の未払いが急増しているのを受けて、東京都は1992年6月15日より、32年間中止していた本法の適用を復活した。現在、東京都や成田空港を有する千葉県、神奈川県で施行されていることがわかっている。他の道府県については直接、

道府県の担当に尋ねてみることである。

❶外国人に対する適用

国籍、在留資格に関係なく適用される。この点から本法を生活保護法が適用にならない不法滞在者などの外国人に適用しようと画策する傾向がある。しかし、本法はあくまでも旅行中であることが原則であるので、①雇用者が存在するとか、②長期間、同一場所に居住している、など、旅行者とは認め難い場合は原則として適用にならない。また先にも述べた如く日本全国の都道府県で施行されているわけではないので、勤務する医療機関の存在する都道府県の担当窓口に施行の有無を確認しておいた方がよい。

❷申請および相談窓口

各地の福祉事務所

●ケース79：行旅病人及行旅死亡人取扱法

・カナダ人男性（○○県）の件で、MSW女性（日本語/○○県）より

○○空港内で別の航空会社の飛行機に乗り換えるとき、急に倒れてしまい意識不明の重体、現在は病院に入院している。ご両親には既に連絡し、こちらに向かっている。ビザもなく所持金もない様子。医療費はどのようにしたらよいでしょうか。既に約400万の治療代となっている。

行旅病人及行旅死亡人取扱法で対応できるケースである。旅行中であり、住まいも職場も国内にはないのが条件。

●ケース80：短期滞在、医療費、民間保険、行旅法

・タイ人女性の件で日本人女性（日本語/東京都○○病院）から

タイ人の娘に会うため、観光ビザで来日したタイ人女性が通院している。一時入院が必要だが、何か手助けとなる制度がないだろうか。行旅法の相談もしているところ。娘は日本人と結婚しているようだ。旅行者保険に入ってるかどうかは知人に確認中。

日本に花嫁として定住している外国人の親族が来日し、病に倒れるとこのようなことになりうる。相談の内容からは医療費が乏しいというこ

とであろうが、もし娘さんが日本人と結婚しているとしたら、その家庭から支払ってもらうしか方法はないであろう。娘さんまたはその日本人のご主人が日本の公的保険に加入している場合は彼らの保険に扶養者として入る可能性がゼロではないものの、現実的には非常に厳しいと言えよう。このように外国から日本に嫁いだ親族を訪ねて故国から人がやってくる場合には民間の保険に加入できる場合はしてもらう。できない場合は日本にいる親族が支払わねばならないという責任が生じることをもっと全国的に広報すべきである。すなわち民間保険に加入するなりなんらかの自衛の手段を講じないとその支払いは受け入れた家族に降りかかってくるということである。

日本国内に住居もあるし、親族もいるので行旅病人及行旅死亡人取扱法を適用されるケースではないが、そもそも同法でカバーしようというのは筋が通らない話と私は考える。

●ケース81：短期滞在、医療費

・コロンビア人（不明/千葉県）の件で日本人女性（日本語/○○○○病院）から

日本人と結婚して日本で暮らしている妹を訪ね来日したコロンビア人が、90日の観光ビザが切れる間際に心筋梗塞のため救急車で運ばれ入院した。バイパス手術をした方がよいのだが医療費の問題があり現在は保存治療をしている。ビザは30日間延長できた。旅行者保険には入っていない。公的保険には加入できないだろうか？　どのような対策方法があるだろうか？　妹は夫の社保の被扶養者。

受け入れた医療機関の苦悩はいかばかりであろうか、想像に難くない。しかしこのようなケースまで公的保険で処理をした場合、現在の国民健康保険、健康保険（いわゆる社会保険）の財政状況を考えるととても対応はできないし、してはいけないものと思わざるを得ない。この公的保険という制度は多くの人が掛け金を支払いながら病に倒れたときのために備えているものであり、病が治れば帰国するという人に無制限に適用していったら、制度そのものが潰れかねないと心配するほど、この種の相

談が多いのである。

●ケース82：短期滞在、医療費

・○○市のフィリピン人女性の件で、日本人の義弟より
　3ヵ月の観光ビザで来日中の妻の姉が、土曜に腸閉塞で緊急入院した。医療費がかなり高くなりそうなのだが、援助してくれるところはないか。私は社保に加入している。

　これも打つ手がないケース。日本という外国に来るときには海外旅行者保険に加入してから来てもらうか、入国直後に民間保険に加入するか、それ以外に方法はない。

●ケース83：不法滞在、自費診療、医療費

・ボリビア人（○○県○○○市）の件で、○○○病院の医師（日本語）から
　○○○病院の知り合いの内科医から相談を受けたのだが、入院中のボリビア人が急性腎不全で、ビザが切れていて医療費が支払えない。そのため帰国治療も考えているのだが、帰国後2〜3日後に再透析が必要で、それができなければ生死にかかわる。そのため安易に帰国させられない。医療費を支弁してくれるところや制度がないだろうか。また、○○県で、このような患者を積極的に受け入れているところはないだろうか。

　この人物の場合は不法滞在になっている状態であり、定住または永住ビザを取得しているわけではないので生活保護法は適用できない。そうなると行旅病人及行旅死亡人取扱法しか適用しうる制度はないが、本制度は仕事場や住居がある人には適用がなく、なおかつ都道府県単位の制度であるので○○県に本制度がなければ検討する必要もなくなる。このような不法滞在でお金が払えない患者ばかりを診てくれる医療機関は、莫大な未納金すなわち赤字を抱えることになるであろうから民間病院ではまず受け入れ不可能と考えた方がよい。公立病院であれば未納金による赤字は場合によっては補正予算でカバーされるかも知れないが、それは国民、県民、市民の税金を拠出することであり、安易に行うべきでは

ない。今となっては既に遅いが一番は日本にやってくるときに民間の海外旅行者保険に加入してくること、そして日本で稼いだお金の一部を故国に送らずに自分のために取っておくことである。もしどこかの企業で働いていたなら企業主が健康保険いわゆる社会保険に加入させるという手がないわけでもないが、現実には法務省入国管理局の摘発を恐れて、**企業主が健康保険への加入を拒否するケースが圧倒的なようである。**

●ケース84：短期滞在、医療費

・義父の件で中国人男性（中国語/東京都○○区）より

　妻の父が来日。持病の心臓病と肝臓病を併発して近くのクリニックに最初行ったがよくならず、その後具合がまた悪くなったため救急車で○○の○○病院に行った。その後○○大学病院に移り、今食事も困難になってしまった。1日10万円かかると言われたが、短期滞在で来たため保険に加入していない。私自身、社保に加入しているため扶養家族として加入できないかと会社に打診したが短期だし、直系の親ではないので無理と言われた。医療費についてどこで相談できるか？

　この場合の「保険」とは健康保険、国民健康保険など日本の公的保険のことであろう。このような事態にならぬよう、外国人社員を抱える会社は常日頃、近親者が短期で来日する場合、旅行保険に加入してくるよう、あるいは来日直後に民間保険に加入するようオリエンテーションを徹底すべきである。

10. 自治体が主催する各種検診

　市町村区自治体が主催する各種がん検診、乳児検診、特定健診などは当該役所の住民基本台帳に登録されていれば日本人と同じ条件で受けることができる。外国人登録法の下では不法滞在者でも市町村区役所にて外国人登録を行えば「地方自治体の住民」という認識となり、受けることができたが、現在の在留制度の下では住民基本台帳に登録されず、したがってこれら各種がん検診、乳児検診、特定健診などを受けることはできない。注意すべきは「転居

して転入しているのに、在留カードの変更を役所に出向いて行っていない」という場合である。こういう場合は受けることができない。

現実には特定健診を受ける外国人の数は多くはない。その原因の1つは自治体によっては健診のお知らせが日本語だけで書かれており、外国人には読めない、理解できないという理由で周知されていない可能性が高い。

11. 母子手帳

母子手帳はわが国が世界に誇ることのできる制度である。産婦人科で妊娠が確認されると妊娠の証明書が発行され、原則としてそれを市町村特別区役所の担当課に持っていくと母子手帳が発行される。次回の診察からは母子手帳を持って医療機関を受診することになる。母子手帳の発行に際して医療機関での証明書が必要ないという自治体もあるようである。

❶外国人への発行

一般的には住民基本台帳に登録されている外国人は受け取ることができる。つまり不法滞在であると入手できない可能性が極めて高い。

外国人妊婦についての一番の問題は妊娠が確認されてから産気づくまでにまったく医療機関を受診しない人が、特にアジア系の人で目立つことである。妊娠を病気とは考えないためであるが、結果として妊娠中の母体や胎児の異常に気がつくのが遅れたりすることがある。さらにその結果として分娩時に母体や胎児が危険にさらされることもあり、医療機関としても通常の分娩よりは危険が高い、そのような分娩を受け入れたくない傾向があるように見受けられる。故に日本での「妊娠から出産に至るシステム」を十分に外国人に理解してもらう必要がある。

AMDA国際医療情報センターでは外国人向けにタイトル「妊娠から育児まで」というビデオとDVDを8ヵ国語で作製している。日本語、英語、スペイン語、ポルトガル語、北京語、韓国語、タイ語、ベトナム語の8ヵ国語版であり、テロップではなく、各言語でナレーション、解説がされている。このビデオはただ見て頂くだけで外国人に日本の妊娠から出産に至る過程と時々の診療の意味を理解してもらうことができる。

❷外国語の母子手帳

母子手帳は市町村特別区役所により後半部分の内容が少しずつ異なる。こ

れが日本語・外国語を併記した全国統一の公式母子手帳が作成されない一番の理由である。現在のままではある市町村区役所発行の母子手帳をそのまま正確に外国語に翻訳した母子手帳を作成しようとすると、市町村区役所の数だけバージョンを作成しなければならない。それは膨大な仕事量であり、不可能に近い。是非とも全国統一版の実現を期待したい。

　日本語で記載された母子手帳では母国に帰国したときに母国の医師が子どもの成長経過について理解ができないことと、外国人の母親自体が子どもの経過について理解しにくいことから現在は下記の団体で外国語併記の母子手帳が作成・発行されているが、いずれも正式に自治体から発行された日本語の母子手帳に対し補助的に使用されているに過ぎない。

・「母子健康手帳・英語版・中国語版」
　問合せ先：(公益財団法人)国際協力 NGO ジョイセフ　電話 03-3268-5875
　　URL：http://www.joicfp.or.jp/
・「外国語/日本語併記母子健康手帳」：英語、ハングル文字、中国語、タイ語、タガログ語、ポルトガル語、インドネシア語、スペイン語
　問合せ先：(公益財団法人)母子衛生研究会　電話 03-3499-3111
　　URL：http://www.mcfh.net/

●ケース85：母子手帳

・タイ人女性の件で、○○県の病院(日本語/○○県)から
　タイ語の母子手帳がありますか？

　母親がタイ人で日本語が読めないとしたら日本語の母子手帳では役に立たない。日本語、タイ語併記の母子手帳があればベストであるが、現時点ではない。いずれにしても母子手帳の内容が全国の市町村自治体で共通であれば、全国統一版の翻訳はそんなに困難なことではない。是非関係者にはこのような方向に動いてくれることを期待したい。

●ケース86：不法滞在、妊娠出産、母子手帳

・知人のフィリピン人女性(日本語/不明)の件で
　知人のフィリピン女性は妊娠7ヵ月でオーバーステイ。日本での出産

を希望しているので母子手帳をもらいたいのだが可能だろうか。プロモーターの都合で米国行きの飛行機に乗り成田に着いた時点で日本に逃げ込み、それ以降日本で働いている。パスポートもプロモーターが持っているので本人の手元にはない。

密入国あるいは次の米国行きの乗り継ぎ便を待つ間の短期上陸の際に逃げ出したのかも知れない。もし事実であればこれはもう犯罪であると判断せざるを得ない。在留資格も本人であることを証明するパスポートもないまま、日本で出産を希望してそれを果たしてしまった場合、母子とも「どこの誰なのか」自己申告では確認がとれないことになり、その後の法的処理はますますややこしくなる。帰国するにしても妊娠7ヵ月では飛行機に乗せてもらえない可能性が高い。

12. 特定疾患の医療費助成（特定疾患治療研究事業）

厚労省が定めた特定疾患については医療費の給付がある。確定診断に至った後に、医師が所定の申請書を地区の保健所または保健福祉事務所に提出し、許可になると適用となる。費用についてはまず患者が加入している公的保険（健康保険または国民健康保険）で保険負担分（原則全医療費の7割）がカバーされる。残り3割の一部または全額が本制度により助成される。但し、一部の疾病および重症と認められた場合には全額助成となる。1年に1回、保健所または保健福祉事務所より患者宛に更新のための書類が送付され、医師が記入し、患者またはその代理人が保健所または保健福祉事務所に持参または郵送する。

❶外国人に対する適用

住民基本台帳に登録されている場合には適用になりうる。申請書類を保健所に提出するときには在留カードのコピーの添付を求められる。

13. 身体障害者福祉法による身体障害者手帳の交付

交付されると身体障害者福祉法によるさまざまな福祉サービスが受けられる。交付のためにはまず指定医師を受診、診断書の発行を受け、それを市町村区役所に提出して申請手続きを行う。都道府県の審査を経て手帳が交付される。

1 外国人に対する適用

　数年前に当時の厚生省から、適用は「合法滞在でなおかつ短期滞在ではないもの」という答弁書が出ている。

　不法滞在や密入国、外交官、在日駐留米軍軍属やその家族など住民基本台帳に登録されない人々は対象とはされていない。

2 身体障害者手帳とエイズ

　エイズについてはその医療費が、公的保険に加入していても高額になることが指摘されていた。カクテル療法と呼ばれる3剤併用内服療法が脚光を浴びて以来、費用はさらに高額になる傾向があった。わが国ではエイズウイルス感染者については、この身体障害者福祉法の更生医療や児童福祉法の育成医療(18歳未満)を適用して医療費を公的補助している。外国人についても適用を受けた人々への対応は同じである。

●ケース87：エイズ、通訳

・タイ人女性(タイ語/○○県)の件で日本人男性(国立○○○病院 SW○○○さん/日本語)から

　タイ人がエイズで入院している。告知は済んでいるが、病状の説明、今後の治療などについて説明する際、言葉があまり通じないため困っている。

　医療機関のスタッフだけでやり抜くのは不可能と言っても過言ではないケースである。「外国人と言えば英会話」という発想はもはや通じないことを再認識すべきである。医療機関は外国人だからといって診療を拒否するわけにはいかない。だからといってスムースな受け入れの責任をすべて医療機関に押しつけるのではなく、医療機関のスタッフが安心して外国人を受け入れるためのバックアップシステムが必要である。通訳もその1つ。AMDA国際医療情報センターではタイ語に関しては平日毎日朝9時から午後8時までの対応をしている。またタイ語に限っては日本の看護師免許を持ったタイ人看護師をエイズ患者が入院している医療機関に無料で派遣することもある。

●ケース 88：エイズ、帰国

・○○県○○健康福祉センターの日本人女性（日本語/○○県）よりペルー人男性の件で

ペルー人男性が HIV 検査の結果（＋）と判明。保険がないため帰国しての治療を勧めようと思うが、ペルーのエイズ治療の状況などを知りたい。ブラジルのこともわかるなら教えてほしい。

　保険がないというのは公的保険に加入していないということであろう。であると不法滞在の可能性が極めて高い。エイズにかかわる医療費は身体障害者福祉法の適用で支援されている。しかし身体障害者として認定されるのは「合法滞在でかつ短期滞在ではない人」ということであり、この男性の場合は適用にならないだろう。抗ウイルス薬によるカクテル療法を試みようとすると身体障害者として認定されない限り、月額 25 万円を超える非常に高額の医療費になる。医療従事者としては帰国を勧めるとしても母国の医療状況が気になるところであろうが、では母国の医療状況が貧しいとしたら日本で治療が続けられるのかといえば、本人にお金がない、言葉が不自由ということでは極めて困難である。やはり帰国を勧めるのが最善の策であると考える。因みにペルーやブラジルにおいてもエイズ治療は当然ながら行われている。

　このようなケースの場合、医療機関が最も困るのは患者が帰国を拒否した場合である。この男性が不法滞在であるとしても法務省入国管理局に摘発されない限り、強制的に帰国をさせる術はない。発展途上国、南米からの人たちは労働をしてお金を稼ぎ、故国に送金するために日本にやってきている。治療によって症状が改善され、もしかしたらまた働いて稼ぐことができると患者自身が判断したら帰国しないことを選択する可能性は極めて高い。こうなると患者が治療を拒否しない限り、「誰かが」医療費を負担しなければならないことになる。問題はこの患者のようなケースが「稀なる一例」ではないということである。

14. 精神保健福祉法措置入院

精神科疾患の治療に際して適用されるのが精神保健福祉法である。特に自傷他害の傾向が強く、医師が「入院が必要」と認めた場合の入院を措置入院という。

1 外国人に対する適用

措置入院については状況の緊急性を鑑み、不法滞在者でも適用される。

●ケース89：精神医療

・中国人のために日本人女性（日本語/不明）から

　以前そちらに相談して、精神的に問題のある中国人留学生のために中国語の通じる医院を紹介してもらったが、どこも予約がいっぱいで、すぐに診てもらえない。今その学生が暴れているので、直ちに連れていけるようにしてもらいたい。

　このようなケースは措置入院で対応するしかないと思われる。外国人にも適用されるが都内をみてもシステムとして外国語で対応できる精神科関係の公的医療機関はない。自傷他害の恐れのある外国人のケースは決して珍しくはなく、医療関係者個人の努力ではなく、組織としての対応の仕方を検討しておくべきと時代と考える。

---

15. 養育医療（母子保健法第16条）

出生時体重が2,000g以下、または生活能力が特に薄弱で、一般状態、呼吸状態、消化器系に異常があるものや、黄疸症状が認められ入院が必要と医師が判断した未熟児または虚弱児が対象。医療費の自己負担額は、その世帯の前年度の所得税額などにより異なる。

1 申請方法

保護者が保健所、保健福祉事務所に給付を請求する。

2 外国人に対する適用

厚生省（当時）の口頭通達では当時の外国人登録をしていなくても適用になるとされているが、実際にはその運用は都道府県に任されており、健康保険

いわゆる社会保険、国民健康保険などの公的保険に加入していることを条件にしているところもある。

16. 乳幼児医療費助成制度（いわゆる㊗）

乳幼児を育てている保護者に対して、乳幼児の医療費の一部を助成するものである。助成の対象となるのは公的医療保険（健康保険、国民健康保険）の自己負担分であり、その助成方法、対象年齢、所得条件などは自治体によって異なる。

❶外国人に対する適用

健康保険、国民健康保険に加入していることが条件である。

2．外国人医療に関して医療機関が利用できる制度

医療機関において外国人が医療費の未払いを起こしてしまい、医療機関が患者本人から徴収することが不可能になった場合、都道府県によっては医療機関の負担軽減を目的に、それを補填する事業を行っていることがある。現在、東京都、神奈川県、群馬県、千葉県、埼玉県、兵庫県などで事業が行われていることがわかっている。都道府県単位で運営されている制度であり、そもそもこのような制度が存在しない都道府県もあるので注意を要する。都道府県によって事業の名称、補填率や補填限度額、補填額の算定方法など細部は異なる。

では実際に医療機関がこの補填制度を受ける場合とはどのような患者の場合であろうか？

健康保険、国民健康保険に加入している患者には高額医療費助成制度があるので、本制度の適用を受けるような状態になる可能性は少ない。定住者、永住者は生活保護法で救われる。本当の旅行者は都道府県によっては行旅病人及行旅死亡人取扱法で救われる可能性が高い。すると残るのはこのような諸条件から外れている人ということになり、最も可能性が高いのは不法滞在者でかつ「お金を持っていません」と自己申告した患者を診た場合である。もちろん不法滞在でなくても健康保険、国民健康保険に加入する資格がありながらも自らの意思で加入せず、結果として医療機関でお金がないと言ってわ

れわれを悩ませる人たちはいる。医療機関としては訪れた患者に対して人道上、診ないと言えない、言いにくい場合がある。医療機関の目的が金儲けでないことは疑うまでもないが、だからといってこのような患者を受け入れ続けたら医療機関も財政的に窮地に陥ってしまう。そうすると次に医療機関が考えることはこのような「未納になりやすい患者」の診療拒否であろう。人道上、このような事態が発生しないようにという配慮から生まれた制度であろうが、未納金の全額が補填されるわけではない。結局このような財政的リスクのある患者の医療は医療機関の良心だけで支えられているということになる。残念ではあるが、まずは患者の自助努力がなければこのような状態は変わらないであろう。

　私の経験であるが、1つ苦い思いをしたことがある。これらの地方自治体の制度は同じ地方自治体に住んでいる患者が同じ地方自治体にある医療機関で起こした未納についてのみを対象としている。それに気がつかなかったのである。患者は東京都内からやってきたネパール人、私のクリニックは神奈川県にある。患者が東京都内に住んでいるので東京都庁に請求しようと連絡したところ、私のクリニックが神奈川県にあるので適用にならないということであった。そこで神奈川県庁に連絡したところ、患者は都内の人なので、神奈川県としてはお金を出すことはできないということであった。結局金額はさほど大きくはないが、赤字を被ることになってしまった。自治体同士の制度の隙間の例とも言えるが、都道府県の境界が入り組んでいる場合はこういうことがありうるので注意を要する。

3．民間損害保険、海外民間保険を持った患者の受け入れについて

1．民間損害保険、海外民間保険は医療費の未納問題とは無縁

　国内や海外の民間保険会社の保険を持参した患者の取り扱いについて戸惑うことがあるかも知れない。一番の心配は「保険らしきものを使って診療したものの、後でちゃんと医療費が払い込まれるであろうか？　特に海外から？」ということであろう。しかし心配無用である。ごく一部の例外を除くと、海外の民間会社の保険であっても「当日かかった医療費については全額、患

者が受診した医療機関の窓口で支払う」というシステムになっているからである。患者は医療機関での支払いの証明を後日、当該保険会社に送付、審査を受けてその後に保険会社より患者に払い戻しがあるということになる。日本の健康保険、国民健康保険のように患者が窓口で当日の医療費の一部だけを支払うというシステムではないのである。

日本の健康保険、国民健康保険を使っている患者の中には故意か偶然かはわからないが有効期限を過ぎた保険を使う人がいる。外国人に限らず日本人でも少なくはない。このような場合、窓口で患者が直接支払う3割を引いた7割は2ヵ月後に支払い基金から支払われるが、有効ではない保険証を使った患者の医療費についてはこの「7割」が未収になってしまう。このようなリスクは民間の損害保険、海外民間保険にはない。すなわち損害保険、海外民間保険を使う患者はむしろ医療機関にとっては「リスクの少ない患者」と言えるのである。

●ケース90：民間保険

・アメリカ人の件で○○中央病院 MSW から

　アメリカ人（元日本人）が、一時帰国中に体調を崩し入院した。アメリカで加入している保険のカードを持っているのだが、その保険が、どの程度医療費をカバーするのかなど、教えてほしい。

　民間保険がどの範囲までカバーするかについては保険会社によって、また掛け金によっても異なるので、直接会社に連絡して尋ねるのが一番ではある。但しカバーするかしないかに関係なく、当日窓口で患者が全額支払うことには変わりはない。すなわち窓口で当日支払ってもらうことができたらどこまでカバーするかについては医療機関が心配する必要はないと言えよう。

●ケース91：民間保険

・カナダ人男性と思われる方の件で○○○ビル診療所の日本人女性より

　○○の保険手帳を持って、そちらに当診療所を紹介されたという○○○に勤めている方が来ている。以前来院された同じ会社の方が社保に加

入しておられたので聞いてみたが、この方は社保には加入していないらしい。そちらに当診療所でこの保険が使えると言われたようだが…。

「当診療所で使えるか否か」という発想は誤っている。例外を除けば民間保険を使った場合、医療機関の窓口で患者は医療費の全額を支払い、その金額を後日、患者が保険会社に払い戻すよう請求するというシステムになっている。要するに患者が全額を立て替えておいて、保険会社が患者の求めに応じて払い戻すということである。しかしながら日本では公的保険が充実しており、民間保険の使用はさほど頻繁ではないせいか、このような医療機関からの質問は後を絶たない。

2. 英文証明書を簡単に作成するには

患者が保険会社に費用を請求するには海外民間保険については原則として英文の医師の証明書が必要である。会社で定められた所定の用紙がある会社もあれば、ない会社もある。ない場合は英文で簡単に診察日、診断名または症状のほか、施行した検査、処方ごとの費用、総計額などを書き込んで、医療機関の住所、電話番号、FAX番号、医師の名前を加え、サインをすればよい。面倒と思う方は書式を作成しておけばよい。ひな形に関してはAMDA国際医療情報センターのホームページの「問診票等外国語版」にアップされているのでダウンロードして使って頂きたい。

3. もめ事の種になる証明書作成費用

保険会社に提出するこれらの証明書を作成するにあたってはその料金はどうしたらよいであろう？　一部の例外を除くとこれらの証明書作成費用は民間保険ではカバーされていないことが多い。証明書、診断書の類を作成することはそれ相応の時間と労力と責任を有することであり、無料というわけにもいかない。故にこれらの民間保険を患者が使用する場合には医療費請求の書類のために費用がいくらぐらいかかるかということを最初に話しておくべきである。せっかくいい人間関係ができたのに最後に書類作成の費用をめぐってもめることが少なからずあるのである。もちろん無料で作成しても、

いけないということはない。

●ケース 92：民間保険

・性別不明のドイツ人(不明/不明)の件で日本人男性(○○胃腸科内科クリニック/日本語/不明)から

　ドイツ人の患者が来院していますが、日本の保険証を持っていません。プライベート保険のような書類を持っていますが、どのようにしたらよいのでしょうか。

　プライベート保険の場合は医療機関にとっては経営上のリスクは少ないはずである。なぜなら患者はまず全額を医療機関の窓口で支払わなければならないからである。
　むしろプライベート保険の場合に問題になるのは保険会社向けに支払いの証明書を書かなければならない場合である。証明書を英文で作成したと考えよう。これを無料とすべきか否か？　意見の分かれるところかも知れない。しかし当の外国人患者は無料だと思い込んでいる場合が多い。無料ではない場合は、費用がいくらかかるということを作成を依頼されたときに話しておくべきである。例外を除いて証明書の費用は保険の適用外としている会社が圧倒的に多いからである。患者と証明書の費用をめぐってもめるのがいやなら、保険会社が「証明書なしでよい」と定めた金額の上限を上回らない程度に何回かに分けて請求するように患者に指導しておくべきである。金額の上限は保険会社によって異なるがおよそ6万円程度。この際には窓口のレシートでよいはずである。

4．証明書を作成しないで済む方法

　このような証明書を作成しないで済む方法がある。日本の損保会社でも海外の保険会社でも金額がおよそ6万円程度までの医療費の請求は医療機関の窓口で患者に渡すレシートで十分とされている。但し正確な限度金額は会社により異なるので、そのような場面に遭遇したら保険証の説明書に記載された会社の問合せ先に直接電話をして確認した方がいい。海外の会社でも日本

に支店、代理店がある会社が多いので確認できる。もし書類が必要とされない限度額が明らかになった場合は、その限度額を超えてしまって会社から書類を要求されぬよう、1回1回の診察のたびにレシートで医療費を会社に請求するように患者を指導することも大切である。

●ケース93：民間保険、外国語書類

・日本人男性（日本語／東京都〇〇区）より10ヵ月の子どものために

　ニューヨークから来て麻布十番にいますが、10ヵ月の子どもが高熱を出しています。アメリカの保険なので英語の領収書が出せる小児科医を紹介してください。

　日頃からフォームを作成しておいて後は金額と項目を書き込むだけにしておけば簡単である。自分で作成するのが面倒であればAMDA国際医療情報センターホームページ「問診票等外国語版」からダウンロードできる。

●ケース94：民間保険、医療費

・アメリカ人の妹（英語／東京都）の件でアメリカ人女性（英語／東京都〇〇区）より

　妹が訪ねてきている。膝の骨の具合が悪い。できれば今日でも病院に行きたい。妹はアメリカに留学していてサッカーに出ていてけがをした。プライベート保険がある。だいたいどのくらいお金がかかるのか知りたい。

　患者や相談者から医療機関に電話があり、話してみると「およその医療費を教えてほしい」と言われることがある。これは日本人も同様である。しかしたとえ疾患がわかったとしてもどのような状態であるのかがわからず、したがってどのような検査、治療が必要かもわからず、結果として「正確な値段を教えて」と言われても答えようがない。特定の金額を話してしまうと、実際に診察してそれ以上の金額になると苦情を言われることさえあるからである。院外処方箋を発行している場合はさらに複雑である。薬剤を受け取るためには医療機関での支払いのほかに調剤

薬局で支払う費用が「上積み」されるからである。

●ケース 95：苦情、民間保険

・イスラエル人の代理から友人の件（英語/東京都）

イスラエルから来日した友人が近くの婦人科に行ったら、さまざまなことがあった。

①婦人科に行ったが、いくつもの科があり、本当の医者ではないのではないか。

②1 万円を請求された。保険会社へ請求するための報告書をお願いしたら、3,000 円を請求された。交番へ届けようかと思っているがどうだろうか？

①については患者の誤解であろう。

②については以下のとおり。民間保険を使用した場合、患者が窓口で当日の医療費をすべて支払い、後で保険会社から患者に払い戻しがある。この払い戻しを受けるためには担当した医師が「どのような治療を行っていくらかかったのか？」を定められた書類に記載しなければならない。その費用として 3,000 円を請求されたのであろう。英文の書類を書かなければならないときもあり、相場を考えるとこの 3,000 円は決して高いとは言えない。但し書類を作成する前に「これぐらいの費用がかかる」ということは患者に話して同意を得ておくべきであった。また 1 万円程度であれば書類は決して必要でない。レシートだけで十分であるはず。保険会社の窓口に電話をして確認すべきである。これなら書類作成代は必要なくなる。

●ケース 96：民間保険、通訳

・○○の性別不明のオーストラリア人の件で、○○○の日本人女性より

骨折で○○○○市民病院で診てもらったが、満床のため○○病院を紹介され、そちらで手術を受けることになっている。○○病院は英語がまったく通じないので、通訳を探しているのだが、通訳料は保険で賄えるので、医療用語に精通した方の方がよい。

通訳料も保険でカバーできる民間保険があるとは、頼もしい限りである。これなら通訳も安心であろう。

4．日本の公的保険を持たない患者の診療
　　―自費診療について

1．自費診療とは

　健康保険いわゆる社会保険や国民健康保険などの公的保険を持たない患者の診療は「自費診療」とか「保険外診療」と呼ばれる。ここでは自費診療と呼ぶことにする。健康保険や国民健康保険を持っている日本人患者であっても保険を使うことができずに「自費診療」となることがある。例えば健康診断や美容整形、交通事故などの場合である。外国人の場合は日本に1年以上在留する資格のある人は国民健康保険や後期高齢者医療保険に加入できる。健康保険については日本人と同様の条件で加入できる。

2．どのような人が自費診療となってしまうのか？

　外国人患者で公的保険を持たずに自費診療になる人とはどのような人であろうか？

　まず第一に加入資格のない場合である。日本に1年未満の短期滞在を許されているという人、このような人は合法滞在であるが国民健康保険、後期高齢者医療保険には加入できない。短期滞在しか認められない在留資格では会社などで働くことは許可されていないはずなので健康保険にも加入ができないということになる。不法滞在では国民健康保険、後期高齢者医療保険に加入できない。しかし違法ではあるものの民間会社で働いていて健康保険に加入しているという人は現実に存在する。

　第二は加入資格があるにもかかわらず、わざと加入しない人たちである。これは欧米系の人たちに多い。母国において民間の保険会社の保険に加入しており、日本で公的保険に加入するのが義務であるのに、二重に掛け金を支払う経済的負担がいやで加入しないということである。公的保険に加入資格のある外国人は加入を義務づけられている。にもかかわらずこのように加入

しない人たちが多いのは公的保険に加入することは「義務」ではあるが、加入しない場合に実質的には「なんの罰則もない」義務だからである。

●ケース97：不法滞在、医療費

・○○に住む国籍不明の男性の件で○○病院事務の○○さんより

　不法滞在していた人が、○○に追いかけられ、逃亡中にけがをして、3日に救急車で運ばれてきて入院している。医療費は既に手術代、入院費で60万円を超えており、治るまでには100万円を超すと思われる。医療費の請求をする方法はあるだろうか。逃亡中だったが、けがをした時点では○○が側におらず、入院後病院から○○に知らせた。行旅法の適用について、福祉事務所に問い合わせたが、外国籍で外国人登録していないのであれば対象にならないと言われた。日本語はほとんど通じない。○○○医療対策課にセンターを紹介された。

　もし上記のとおり、福祉事務所が話したとしたらいわゆる行旅法（行旅病人及行旅死亡人取扱法）の解釈に誤りがある。このケースで使えるかどうかは別として、検討するとこうなる。

　いわゆる行旅法の適用となるのは「旅行中の人」であり、住まいや仕事場があってはならないとされている。住民基本台帳に登録され在留カードの発給を受けることができるのは、日本に3ヵ月以上滞在する人は義務とされているが、3ヵ月未満の人であれば住民基本台帳への登録はしなくてもよいとされている。すなわち滞在期間3ヵ月以内の旅行者は住民基本台帳への登録はしてもよいし、しなくてもよいということになる。

　このように地方行政の末端機関でさえ、外国人に対する医療・福祉制度について誤った認識をしている人が窓口にいることがあり、要注意である。回答が間違っているのでは？　と疑ったときには繰り返し疑問点について問い正すべきである。なお本ケースでは患者に住まいや勤め先があるかどうか、当該都道府県に行旅法があるのかどうかが適用のポイントになりそうである。

●ケース98：自費診療、医療費

・バングラデシュの男性のために埼玉県○○総合病院の女性より

　外来患者のバングラデシュ人が腎結石があり、現在は薬で治療をしているが、医師はESWL（体外衝撃波結石破砕術）を勧めている。本人もそれを希望しているが無保険のため1回につき30〜40万円かかり、それが10回必要であるため高額になる。詳しくは確認していないが国保の加入資格はなさそうで、現在仕事もしていない。何か手立てはないだろうか？　本人も支払いは難しいと言う。

　多分不法滞在で仕事もしていないケースであろう。このような場合、国民健康保険に加入する資格もなく、もちろん働いていないのだから健康保険いわゆる社会保険にも加入する資格もない。どう考えても本ケースでは金銭的に支援する制度は見つからない。もし緊急ではなく、全身状態も悪くないのであれば敢えて日本国内で医療機関が赤字覚悟で治療を行う、あるいは医療機関に赤字を背負わせてまで治療を求めることであろうか？　帰国して母国で治療することも提案すべきことと考える。

3．民間会社の保険と国民健康保険など公的保険との違い

　民間会社の保険では保険適用になる疾患に制限があったり、支払われる金額の上限が決まっているなどという制限があったりする。大規模な手術を受けるはめになると民間会社の保険では全額カバーされないことになり、患者は大きな財政的負担を強いられることになる。財政的に負担できないということになると医療機関に対して「無い袖は振れぬ」的態度を取り、未納で行方をくらませたり、うかつに分割に応じるとたった1回支払った後は何度電話をしてもまったく反応がなかったりすることがある。

　こんな場合でももし国民健康保険など公的保険に加入していれば高額療養費助成制度で救われるはずである。患者の身勝手ないい加減な行動のお陰でなんの落ち度もない受け入れ医療機関に未払い金という赤字が生ずることは一生懸命、外国人医療に取り組む側からみると耐え難いことである。

4．自費診療の費用はどのように決まっているのか？

　自費診療の場合、医療機関は個々の判断で医療費を決定して請求してよい。しかし保険点数を掲載した本の分厚さからもわかるように、数え切れないほど多種にわたる保険点数の項目がある。それぞれの項目についていちいち各医療機関で独自に点数を決めることなどとてもできることではない。故に各医療機関は保険診療制度の下に定められた各項目の点数をもとに自費診療費用を算定することになる。例えば保険点数1,000点の医療行為があるとしよう。1点＝10円であるから、これは1万円ということになる。保険診療では患者は3割を窓口で支払うことになる。この場合は3千円を支払うということである。自費診療で1万円を支払う場合を保険10割、その1.5倍を請求することを保険15割、その2倍を請求することを保険20割と表現する。

　公的医療機関についてみるとすべての独立行政法人国立病院機構や以前の国立大学付属病院は保険10割である。都道府県立病院も同じく10割である。市町村などの自治体の病院は各々自治体の条例で保険点数の何割を請求するかが決まっている。首都圏では特殊な例を除いて市立病院は保険15割である。中には20割という例もある。民間の医療機関では10～30割とさまざまであるが、概して大学病院は高い傾向にある。

●ケース99：不法滞在、医療費

・○○○○○病院の男性職員（○○県○○○）より

　オーバーステイのフィリピン人女性が胆嚢の病気を患っており（今、病室にいる）、手術が必要。保険がなく、医療費が100～160万円かかると思われるが、支払えない。手術費を保証してくれる人もいない。フィリピン人の夫もオーバーステイ。病状が重いので帰国することは無理な状態。分割の相談をしたところ、夫は3～4年かかるという。どうすればよいか。何か制度はないだろうか。SWとも相談しているが方法はなさそうである。

　公的保険は使えず、生活保護も使えず、行旅病人及行旅死亡人取扱法も使えず、八方塞がりのケースである。働いているのだろうから雇用主が立て替えることが最も可能性がある方法とは思うが、不法滞在者を雇

用していたことが発覚すると罰則があるので名乗り出ないことも少なくない。病院としても人道上、放り出すわけにもいかず、医療費の未納が医療機関にのしかかってくる典型的なケースである。

　不法滞在という不安定な身分で滞在していれば、このように病気になった場合に苦境に追い込まれることは目に見えており、稼ぎがあるときにこのような事態に備えて貯蓄しておいてほしいのだが、ほとんど全額を母国の家族に送金してしまって手元にはないという人々が多いようである。自助努力がなければ支援も難しいと言わざるを得ない。民間病院での赤字は即経営を圧迫する。

　乱暴を承知で言えば、同じ赤字を計上するなら公立病院に転院させてもらうのも民間病院からみたら１つの手段であろう。またこの入院を受け入れている医療機関の自費診療が保険の何割かは不明であるが、もし10割ではなく、15割、20割だとしたら10割の病院を探して転院を勧めるということもありうる。これは患者側からみても「より安い費用で同じ医療を受けられる」ということになり歓迎すべきことであろう。但し、10割の病院に転院してもそこでも未納金を出すほどのお金しか持っていないとすると、転院はすなわち他の病院に赤字を押しつけることになり、受け入れ先の病院にとっては迷惑な話であろう。

　いずれにしても医療の分野を越えた政治の世界の問題に医療機関が振り回されているとも言える。医療機関の経営者の視線でみるとやるせない例である。

5．保険点数10割以下の自費診療を取り入れている医療機関はあるのか？

　保険点数10割以下で自費診療している医療機関があるかと言えば自らの組織で作成している保険に加入することを前提に10割以下にしている医療機関はあるが、前提なしでは原則としては存在しない。保険10割の自費診療とは保険点数の10割を窓口で支払ってもらうという意味である。健康保険や国民健康保険を利用した場合は３割を患者が当日、窓口で支払い、残り7割は保険から医療機関に支払われる。上のどちらのケースにしても医療機関

に入ってくるお金は結局は同じである。保険10割を下回って請求するということは通常の保険診療に比較しても医療機関に最終的に入ってくるお金は安くなるということであり、このような自費診療システムを採ることは医療機関の健全な経営を求めると極めて考えづらいからである。

医師は自分が勤務している医療機関が、自費診療に際して保険点数の何割の負担を患者に請求しているのかを知っておくべきである。

6．自費診療の費用についての問題点

自費診療に際していくらを請求するのか、それは医療機関の自由であっていいと考える。しかし消費者である患者の側からみるとどこの医療機関が自費診療に際して保険点数の何割を請求しているのかという情報を得ることは極めて難しいが、さらに外国人患者からみるとまったくわかりようがない。このように費用に関する情報公開、インフォームド・コンセントを無視した診療体系には問題があると言わざるを得ない。保険10割なら支払えたが、15割だったから支払えず、未納金が発生したというケースは稀ではない。例えば保険点数10割の医療機関が近くにあるにもかかわらず、知らずに別の保険15割の医療機関を受診してしまい、発生した未納については患者にだけ責任があると言えるだろうか？

●ケース100：エイズ、不法滞在、医療費

・タイの男性患者(○○県)の件で○○中央病院のSWの女性から

タイ人の方にHIVの告知をしたいので通訳をお願いしたい。また、この方は11年ほど前に来日し、働いているがお金はタイの銀行に預けているのでタイに帰ってからお金を払うと言っている。また、タイの銀行は本人が出向かないとお金を下ろすことはできないと言っているが本当にそうなのか知りたい。

タイに帰ってから本当に医療費を支払う意思があるのかどうかということを問題にするつもりはない。この男性も日本で稼いだお金を母国の銀行に送金しているのである。私が常々言いたいのは不法滞在という不安定な身分で日本にいるのであればなおさら、自分が病に倒れたときの

ために手元にいくばくかのお金を残しておいてほしいと願うのである。自助努力がないのに支援するというのはある意味、ぬかに釘を打つように手応えを感じないものである。

●ケース 101：不法滞在、医療費

・○○県庁○○○○課（日本語/○○県）からフィリピン女性のために

　不法滞在のフィリピン女性が医療費支払いに窮し、精神病も併発している様子。行旅病人にも該当せず、措置入院をさせる状態でもない。何かサポートできる制度なり、団体なりないだろうか。

　こうなると役所でも解決できなくなる。いったいどのような方法が考えられるのだろう。

●ケース 102：自費診療、医療費

・○○県○○市のネパール人女性の件で日本人女性より

　知人のネパール人の妻が○○大附属病院に甲状腺の病気で検査を受けている。まだ病名はわからないが、外来での医療費が、2～3回の受診で既に1万円くらいかかっている。外国人、特に発展途上国から日本に来ているあまりお金のない人に医療費を援助する制度はないか。夫はコックをしているが、国に仕送りしており大変。病院に電話をして医療費のことを聞いたところ、「対象ではない」と言われた。この病院に医療費について相談できるところはないと思う。これから入院ということになるとお金がかかる。

　「対象ではない」という病院の返事から推察するに公的保険がないのであろう。すると当時の国立大学病院であるので自費診療は保険点数10割であったはずだ。2～3回の治療費が1万円を超える程度というのは決して高い費用とは言えない。どのような在留資格で日本にいるのかはわからないが、「国に仕送りをしていて大変」というのは医療費を払わない理由にはならないと思うが。

●ケース103：イスラム教、自費診療、医療費

・パキスタン人男性(日本語/○○県)から

心臓疾患で手術が必要です。医療費は約400〜500万かかると言われました。お金がない、保険も所持してないので、どうしたらよいですか？国立病院に行けばなんとかしてくれないのですか？

なんとも対応のしようのないケースである。イスラムの国では国立病院は無料ということがあり、「国立病院に行けばなんとかしてくれないか」という言葉になるのであろう。緊急でないとすると帰国しか道が残っていないではないだろうか。

●ケース104：不法滞在、医療費未納

・フィリピン人男性(日本語/○○県)の件で、○○医大MSWから

フィリピン人男性が12月6日から入院していて、まだ退院できない状態、撤送されてきた時点で命の危険あり、心臓手術をし、その後、集中治療室に入れたため、既に医療費が1,000万円を超えている。保険もなく10年前に短期ビザで入ったきり不法滞在らしいが、現在口が十分にきける状態ではないため詳細はわからない。○○県の外国人未払い医療費補填事業も利用できると思うが、250万円程度。それ以上の分を援助してくれる制度などはないだろうか？　行旅病人及行旅死亡人取扱法はどうだろうか？

これはもう打つ手がない。こういう高額未納例が続くと好意で受け入れてくれた医療機関が入院に際して医療費を誰が負担するかの確認を厳しく行い、場合によっては入院拒否が始まるのではないかと心配になる。患者サイドからみれば「誰の命も同じ、受け入れは当たりまえ」と言えても、当の受け入れてくれた大学病院からみると、ヒューマニズムに則った行為の結果として、どうして自分の医療機関が多額の医療費の未納を抱え込まねばならないのかと悩むのは確実であろう。このような前例が次の同様な患者の受け入れ拒否につながらなければいいが、と懸念する。

10 診療を始めるための準備

いよいよ実際に外国人患者を迎えることになる。最低限、必要なことをおさらいしよう。

1. 辞書、外国語対応の問診票、服薬指導本など、診察室内で言語に対応するための準備はできているか？
2. 日本医薬品集、American Drug Index など、患者が持参した国内外の薬剤がなんのために処方されているのか、調べる準備はできているか？
3. 自分だけでは解決不能のときに知恵を貸してくれたり、手伝ってくれる組織の連絡先は把握できているか？（**表2、3**）
   ①外国人医療に関する各種相談・電話通訳の依頼
   　AMDA 国際医療情報センター東京　03-5285-8088
   ②外国の医療状況・熱帯病などの相談
   　独立行政法人労働者健康福祉機構海外勤務健康管理センター
   ③外国語での診断書、明細書、領収書、特定健診、長寿健康問診部分など
   　AMDA 国際医療情報センターホームページ「問診票等外国語版」参照。

表 2　入国管理局外国人在留総合インフォメーションセンター

	所在地	住所	
インフォメーションセンター	仙台	〒983-0842	宮城県仙台市宮城野区五輪1-3-20
	東京	〒108-8255	東京都港区港南5-5-30
	横浜	〒236-0002	神奈川県横浜市金沢区鳥浜町10-7
	名古屋	〒455-8601	愛知県名古屋市港区正保町5-18
	大阪	〒559-0034	大阪府大阪市住之江区南港北1-29-53
	神戸	〒650-0024	兵庫県神戸市中央区海岸通り29
	広島	〒730-0012	広島県広島市中区上八丁堀2-31
	福岡	〒812-0003	福岡県福岡市博多区下臼井778-1 福岡空港国内線第3ターミナルビル内
相談員配置先	札幌	〒060-0042	北海道札幌市中央区大通西12丁目
	高松	〒760-0033	香川県高松市丸の内1-1
	那覇	〒900-0022	沖縄県那覇市樋川1-15-15

電話番号…0570-013904(IP、PHS、海外：03-5796-7112)
　平日午前8：30〜午後5：15

表 3 ● 入国管理局と地方公共団体の相談窓口とが連携して行っているワンストップ型相談センター

	住所		電話番号
外国人総合相談支援センター	〒160-0021	東京都新宿区歌舞伎町 2-44-1 東京都健康センター「ハイジア」11 階 しんじゅく多文化共生プラザ内	03-3202-5535 03-5155-4039
外国人総合相談センター埼玉	〒330-0074	埼玉県さいたま市浦和区北浦和 5-6-5 埼玉県浦和合同庁舎 3 階	048-833-3296
浜松外国人総合支援ワンストップセンター	〒430-0916	静岡県浜松市中区早馬町 2-1 クリエート浜松 4 階	053-458-2170

4．何よりもインフォームド・コンセントの実践と異文化の受け入れについて理解をしているか？

11 「お金が払えない」と言われたら

診療の受付をした後に、または診療中に、診療終了後に「お金がない」と患者に言われたらどう対応したらよいのであろう。ここでは実践的な対処法について述べる。

1. インフォームド・コンセントを徹底させよう

「今日は払えません」という事態を発生させぬよう、まずは診療を開始する前に今日はいくら程度の支払いができるのかを尋ねておいた方がいい。特に健康保険いわゆる社会保険、国民健康保険、後期高齢者医療保険などの公的保険を所持していない患者の場合には未納の危険性が高いので忘れずに確認すべきである。診療開始後も検査、薬剤の投薬日数などすべてにわたり、患者と話し合って同意の下に決定していく習慣をつけておくべきである。すなわちインフォームド・コンセントを実践した医療を行うことである。

●ケース105：インフォームド・コンセント

・ブラジル人男性（ポルトガル語/兵庫県○○市）から

2ヵ月前から膝が痛くて○○○○病院に通院していますけれども、なかなか治らないで薬を頂いています。その薬は多分痛み止めと胃薬です。日本の医師は詳しい説明してくださらないです。鍼灸術で治らないですか？

患者の言い分を一方的に信用するわけにはいかないとしても、「日本の医師は詳しい説明をしてくださらない」というのが大方の外国人の日本の医療に対する意見であることには耳を貸さねばなるまい。これではインフォームド・コンセントに則った医療にはなり得ないのである。

●ケース 106：苦情

・ブラジル人男性(ポルトガル語/○○県)の件でブラジル人女性(ポルトガル語)から

　クリニックの苦情を訴えたいですが、どこに訴えればよいですか？市役所と警察に行きましたが納得できる説明が得られなかった。医師から暴言を受けました。みんなの前だったからとても恥ずかしかったです。それは外国人だからです。

　被害妄想かも知れないが、外国人患者の中には言葉がわからないためもあり、ともするとこのように受け取る人がいるということは覚えておくべきである。医療職としてはこのように受け取られることは本意ではないはず。受け取られないように発言に気をつけたい。

●ケース 107：苦情、インフォームド・コンセント

・ブラジル女性(ポルトガル語/神奈川県○○市)から

　今歯科医院に行った。前歯が痛くて、歯の治療のことはよくわからない。先生は私の歯を削り、歯がなくなりびっくりしたので鏡を頼んだら、先生はすごく怒った。先生の怒りにびっくり、泣きました。看護婦まで怒られた。私がわかる日本語ではこうでした。どうして日本語ができない外国人を確かめないで受けつけたの。私の意見、治療を始める前に治療の方法を説明してほしかった。歯をなくなるまで削る必要があったでしょうか。お伝えしてほしい。この治療は保険は効きますか。

　相談者が訴えるこの内容が真実かどうかは別にして、言葉が不自由であると「先生がすごく怒った」だから「びっくりした」という反応になるのかも知れない。誤解が入り込む余地が大いにある。故に日本語が不自由な外国人を診察する場合には「感情的にならず」「ゆっくりとした日本語で説明し」「不明な点があったり、納得していないような場合は通訳を活用する方法を考える」方がベターであろう。

―― ●ケース108：苦情、通訳、インフォームド・コンセント ――
・ペルー人女性(スペイン語/埼玉県○○市)より

　妊娠5ヵ月です。腰、腎臓辺りが痛くてかかりつけ病院に行きましたがすぐに2週間の入院が必要ですと言われました。10歳の子どもがいるので、簡単には入院できません。そのことを医師に伝えたら、とても怒っていて、もし入院できないなら二度とこの病院にかかることはできないし出産もできないと言われた。そして、そのような文章を書かせられました。日本ではこのようなやり方は普通ですか。日本のどの病院もそうですか。

　医師としては学問的に考えて入院を勧めたのに、患者が「子どもがいる」という理由で拒否した。だから学問的に何が起ころうと責任がもてないという理論であろう。ここで問題になるのは「医師が入院を勧める理由を患者が本当に正確に理解できていたのか？」ということである。こういうケースは是非AMDA国際医療情報センターの無料電話通訳相談(03-5285-8088)を利用してほしい。どうしても医学的に入院が必要ということを患者が理解できたら、周囲の協力を得られるように努力することができたかも知れない。

2．どこまで医療を行うべきか？

　われわれ医療従事者はその教育課程において病気の疫学、病理学、治療学については学ぶが、実は治療というものは患者の置かれたさまざまな状況――すなわち年齢、家庭環境、体力、財政状況などで適切に判断して選択されるべきという現実面については教えられていない。すなわち医学については教わるが医療学については教わるチャンスが極めて少ないのである。そして教わるのはあのヒポクラテスの誓いである。ここにも落とし穴がある。
　例えば急性疾患の外国人患者がいるとする。しかも医療費の問題を抱えているという。このようなときにまずすべきは急性期をいかに乗り切るかという治療に専念することである。姑息的治療法であってもそれはかまわない。

乗り切った後の慢性期の治療あるいは根治治療は母国で、あるいは経済的余裕ができてからと考えるべきではないだろうか？　確かに国によっては十分な医療が貧困層には行き届かないところもある。しかしそのような国であってもよい医療機関があるのも事実である。日本においての医療費と現地での医療費を比較してみると日本に患者を縛りつけておくことがいいとは思いにくい。ヒポクラテスの誓いを叩き込まれている日本人医療従事者が陥りやすい罠は「完璧によくなるまで自分の手元で、すなわち日本で治療をすべき」という呪縛に捕えられてしまうことである。

ケースによっては「日本での治療を続けること」が「患者に膨大な払えぬ医療費を押しつけること」になり「医療機関に膨大な医療費未納という赤字をプレゼントすること」でもあることを認識すべきである。但し、帰国するかしないかについての選択権は患者である外国人に委ねられており、強制的な手段をとることは私たち医療従事者には認められていない。

3．自費診療の場合なら

自費診療の場合に備え、まず自分が勤務している医療機関の自費診療システムが保険点数の何割であるのかを確認しておこう。もし近くに保険点数10割の医療機関があり、もし勤務している医療機関が保険点数15割あるいは20割以上であれば、場合によっては10割の医療機関に行ってもらうのも患者にとってはベターかも知れない。但しその場合は患者に「どうしてこの医療機関で診ないのか、どうして別の医療機関に行ってもらうのか」を噛み砕いて正しく伝えることが必要である。そうでないと理由なく受診を拒否された、外国人だから拒否されたと思われかねない。

また自費診療の場合は保険診療でまったく同じ診療行為を受けた患者に比較して、受診する医療機関により窓口での支払いが少なくとも3倍以上にはなる計算となる。故に診断方法にも考慮すべきことがある。例えば近年、画像診断の飛躍的進歩により、急性虫垂炎の診断にCTスキャンを利用している医療機関も多い。確かに便利ではあろうが、すべての患者の診断に必要なのかどうか、自費診療の外国人患者にとっては重くのしかかる金額ではないかということを考慮しながら検査の必要性を判断しなくてはならない。

●ケース 109：短期滞在、医療費、民間保険

・日本人男性（○○病院 SW○○氏/日本語/○○県）から、タイ人女性の件で

　現在入院中のタイ人女性は娘さんが日本人と結婚していて、訪ねてきて発病した。旅行中のため保険もなく、支払いの点で不安。どうしたらよいか。

　この場合の保険とはいわゆる社会保険、国民健康保険、後期高齢者医療保険という日本の公的保険のことを指すのであろう。確かに患者が公的保険に加入するのは難しい。日本人の夫、または妻をもつ外国人の親族が親族訪問を理由に入国するケースは多いが、このような際には故国を出発するときに旅行保険に加入してもらうよう、日本にいる家族が説得するべきである。

　また入国直後に民間保険に加入してもらうという方法もある。もし民間保険に加入していない状態で日本で大きな病気にかかると、その金銭的負担は日本にいる家族に降りかかるわけであるから、日本にいる家族にとっては自分たちの生活を守るための危機管理の１つでもあるはずだ。このあたりが理解できていない家族が多過ぎるような気がしてならない。

4．ジェネリック医薬品の活用

　医薬品を開発、発売した会社の特許の期限が切れた後に、別の会社が同じ成分の医薬品をつくって販売することがあり、このような薬品をジェネリック医薬品と近年は呼ぶようである。卸値が特許のもとに発売されていた医薬品より相当安価なことが多く、すなわちジェネリック医薬品を活用すると医療費を安く抑えることができる。但し、いくらジェネリック医薬品が先発品に比較して安価であると言っても、多種類の薬品を意味もなく使えば高価になってしまう。医薬品に関する費用についてはさらに処方日数をとりあえずの日数に短縮して処方するなどの匙加減で比較的安価に抑えることが可能で

ある。すなわち医師としての診療姿勢が大きく医療費に影響するというわけである。

5．分割払い

どうしても診療当日、窓口で一括払いができないときの手段の１つではある。しかし、これは患者との信頼の上にのみ成り立つことである。甲状腺の手術を受けたフィリピン人が二十数万の費用を分割で支払ったケースなども実際に目にしてはいるが、どちらかというと１回、２回支払っただけで行方不明になったり、携帯電話には出るのだが、すぐに切ってしまったりという不逞の輩が少なくないのが現状である。このような方法をやむを得ない最後の手段として取らざるを得ないときには「いかに赤字を最小限で食い止めるのか」という発想に転換した方が無難である。

●ケース110：自費診療、医療費、分割払い

・韓国人女性の件で日本人男性（日本語/東京都）から

ピザの関係で帰国していた韓国人が膀胱癌と診断された。こちらで27日に手術を予定している。○○○○医大に行ったが、保険がないので治療費がとてもかかる。医療相談室では分割払いにできるかは医師の診断結果後にわかるという。分割にできるところはないか？

患者が医療費を支払えないという状況になったとき、分割払いするという方法がある。但し、分割払いでは１回だけ支払って行方不明になることがあるなど医療機関にとってはリスクも高いということを胸に刻んでおいて頂きたい。私は原則として万が一、このような状況になったときは既に過去に何回も受診歴があって信頼できると判断した人のみ、給料日待ちなどの扱いにしている。

6．ディスカウント

お金がないと聞くとついつい応じてしまいそうなのがディスカウントである。しかしこれには2つの大きな問題がある。1つは日本人患者に対する逆差別になること。日本人に対しては医療機関がディスカウントという方法で応じることはない。言語のサービスは別として日本人患者に行わない特殊なサービスを外国人にのみ行うということは日本人患者に対する逆差別となり、地域の医療機関としては日本人の患者離れを起こしてしまう可能性がある。2つ目は続いてやってくる外国人に対する影響である。1人にディカウントした後、その友人がやってきたときに通常どおりに請求したらどうなるであろう？ 彼らのネットワークは強く密であり、どの程度の医療を行っていくらぐらいのお金がかかったかを聞いて仲間がやってくることが多い。この時点ではこちらの好意でディスカウントして請求した金額が正規な金額として受け取られていることが多く、診察後に正規の金額を請求したにもかかわらず、「どうしてこんなに高いのか？」と不審な目で見られることになる。

●ケース111：通訳、インフォームド・コンセント、医療の違い
・ブラジル人男性(ポルトガル語/愛知県○○市)から

腎臓結石があるので手術を受けなければなりません。多分2週間くらい入院が必要です。でも自分で2週間はちょっと長いから、2週間入院するのは必要か知りたいです。

一般的に外国人からみると、特に欧米・南米の人からみると日本の医療機関の入院期間は長過ぎる、それは儲けのためではないかと思われている。故に入院期間についてはこのような理由でこれぐらいの期間という説明は是非しておいた方がよい。

●ケース112：苦情、インフォームド・コンセント
・カナダ人女性(英語/東京)より

○○の"婦人科クリニック"でがん検査のため受診。医者にはがん検

査とできものがあるので診てと言ったが、なぜか超音波、カンジダテストも実施。計1万5,000円も支払った。納得できない。多分医者はできものという単語が理解できなかったのではないか。

　患者の言い分を信じるならインフォームド・コンセントが取れていない典型例であろう。超音波の検査、カンジダテストも必要であったのならなぜ必要なのか、その理由を説明すればこのような苦情はなかったに相違ない。そして説明をよく行うためには言語の壁を乗り越えねばならない。

7．外国人が使える制度の利用

　外国人に利用できる制度を探すことである。ただ、この場合は患者の在留資格などプライバシーに踏み込まねば判断できないことが多く、壁が厚い。またソーシャルワーカーを抱えている大手の医療機関であればソーシャルワーカーが解決してくれるかも知れないが、個人の開業医では自分がその役に当たらなければならず、日常診療をしながらの担当ではかなり困難と言わざるを得ない。このような医療機関にあってはAMDA国際医療情報センターに問い合わせて確認することも可能であるが、正確な回答のためには外国人患者に関する正確な情報提供が必須である。その場合のキーワードは「どのような在留資格で滞在しているのか、あるいは在留資格がないのか？」、「在留カードを発給してもらっているかどうか？」の2つである。

―――――――●ケース113：不法滞在、医療費、帰国―――――――
・タイ人男性（タイ語/○○県）の件で、日本人男性（病院のMSW）から
　タイ人男性が救急車で運ばれてきた。ずっと外来にかかっていた人だが、最近来ていなかった。オーバーステイで今月末帰国する予定だったが、今の状態では気圧の変化に耐えられそうにない。今日、帰宅されてもまたすぐ救急車で運ばれてくるような病状のため、医師としては1週間ほど入院させた方がよいと言っている。しかし、医療費が払えないか

も知れない。どうしたらいいか？　現場監督がついてきたが、雇用主ではないので払えないと言っている。外国人登録（当時）もしていない。

　患者が利用できる制度は厳密に言えば1つもない。行旅病人及行旅死亡人取扱法は仕事と住まいがあるので使えず、生活保護法は定住者、永住者が対象であるので不法滞在であれば適用にはならない。
　もし使える制度があるとすると都道府県単位の制度がある。救急車で運ばれた患者が医療機関に医療費の未納をもたらした場合に、一定の制限の中で上限を決めて医療機関が自治体に申請して受け取ることができる制度である。但しこの制度そのものを持っていない地方自治体もたくさんあるので気をつけたい。あくまでも救急車で運ばれた患者が救急医療体制を支えてくれる医療機関に金銭的迷惑をかけた場合に医療機関からの申し出で使えるという主旨の制度である。
　また本ケースでは帰国に際して飛行機のチケットを購入しても空港にて搭乗する予定の航空会社から医師または看護師の付き添いがなければ搭乗させないと事実上の搭乗拒否をされる可能性が大である。

12 帰国を希望した場合

　患者が帰国を希望した場合は医療面において速やかにその援助をすべきである。

1．現地への紹介状

　現地の医師への情報提供は行うべきである。その際にどのような言語で書類を作成すべきか悩まれるであろう。私は英語だけでよしと考えている。経験上、英語圏とはいえない国々であっても医師の多くは英語をある程度は理解しているからである。例えばタイ人患者のためにタイ語で書類を作成するのは並大抵のことではない。自分一人では完結せず、通訳も適切な能力の人を探さなければならず、また翻訳された文書に誤りがあるかないかも自分で判断することができない。あやふやな書類を手渡す危険性が常につきまとうからである。

●ケース 114：帰国

・国立○○病院に入院している韓国人の方の○月○日の帰国時に同行してくれる韓国語を話す医師を探している件で、国立○○病院の MSW より
　韓国の受け入れ病院から医師が迎えに来てくれることになったとの電話あり。

　運がよいと帰国に際して母国から医師または看護師が迎えに来てくれる場合もあるようである。韓国内で家族が探したのかも知れない。空港まで日本側が付き添えば、空港内で患者を先方に引き渡すことも可能なのであろう。言葉が通じる分、旅の間も患者は安心であるに違いない。恵まれたケースである。

2．情報提供書の宛先―どこの医療機関宛に紹介すべきか？

　これもよく耳にする質問である。日本国内で患者の母国の医療機関情報を把握することは非常に困難である。運よくいくつかの医療機関を見つけることができたとしても、患者の居住地から近いのか遠いのか、専門科目はどうなのか、判断ができないことが多い。患者の母国内の医療機関情報を入手しようと懸命に努力をしている医師からAMDA国際医療情報センターに問い合わせを頂くことがあるが、個人での努力には労力がかかり過ぎる。紹介状あるいは情報提供書の宛先はむしろ指定せずに、患者が帰国したらまずは行き慣れた、あるいは近場の医療機関に書類を持って必ず早く受診することを勧めた方が実践的である。そこから先は母国での医療システムに則って解決されていくであろう。

●ケース115：不法滞在、医療費、帰国

・台湾人女性の件で、○立○○病院（日本語/東京都○○）から

　45歳の台湾人女性が脳出血の手術のために、紹介入院をした。外国人登録（当時）はしておらず、10年間くらいオーバーステイの状態である。手術後、もとの病院に戻る約束で医師が引き受けたようなのだが、医療費が払えないからとの理由で、再入院を断られた。術後、帰国を考えているのだが、台湾の医療事情を知りたい。

　外国人患者の帰国に際して、特に発展途上国からやってきた人の場合にこのように母国の医療事情を知りたいという医療機関からの問い合わせは少なくない。本ケースのように「在留資格がなく、医療費もない」という状態であるとすると、急性期を脱して慢性期に入った後も診てくれる医療機関を日本国内で探すことはほぼ不可能に近い。台湾の医療事情は日本とあまり変わらないレベルにある。早く台湾国内の家族に連絡を取って帰国の道を探るのが残された選択肢であろう。

●ケース116：不法滞在、医療費、帰国

・性別不明のフィリピン人（東京都）の件で日本人の代理人から

　今、末期直腸癌のフィリピン人が入院している。不法滞在で帰国させることになったが現地の医療事情について知りたい。本人はフィリピンでは、貧乏人に対して医療対応が期待できないと言う。こちらは〇〇〇病院のソーシャルワーカーです。

　母国では貧乏人に対して医療対応が期待できないとしたら、不法滞在で「お金がない」というこの患者がフィリピンに帰っても医療対応が期待できないということであり、それは「だから日本にいたい」という患者の意思を意味するのであろう。

　ではこの間の日本での医療費はどうするのであろう？　未納を生み出すことが明らかであれば、それはどこかに負担となるはずである。さらに重症になってから帰国を希望しても航空会社が患者単独で搭乗させてくれるかどうか不明であり、医療関係者の付き添いを求められたら帰国はさらに困難になる。また万が一、日本で死亡した場合、遺体の処置など処理すべき膨大な仕事が残される。残念ながらこのようなケースは帰国のうえ、母国の医療制度の中で解決してもらうしか方法がないように思われる。発展途上国にみられる貧富の差の激しさ、医療のレベルの差の激しさはその国の政治の問題であり、牛歩であっても日本がODAなどを用いて貧者にも行き渡る医療制度を確立すべく支援すべきであると考える。

●ケース117：通訳、帰国

・カンボジア人女性（カンボジア語／東京都〇〇市）の件で、〇〇〇病院のMSWより

　カンボジアの女性が外来に来ているが、日本語は少ししか話せない。カンボジアに帰りたいと言っているが、パスポートやビザの手続きなどについてカンボジア語で相談に乗ってくれるところはあるだろうか。両親と一緒に日本に来たが、母親が死亡。父親は他の女性と再婚しており、現在は一人暮らし。カンボジアにいる母の妹と連絡を取っており、カン

ボジアに帰って一緒に暮らすつもりとのこと。

　これはもう医療関係の相談を離れている。医療機関の内部で解決できる問題ではない。といっても患者にとっては一番身近である医療機関のスタッフに相談がもたらされることが多い。このような場合、ではどこにつなげたらいいのか？　ということだけを知っておけば十分であろう。
　パスポートやビザの問題だとしたらまずは大使館と入国管理局が各地に設置している「外国人在留総合インフォメーションセンター」に相談すべきである。英語、韓国語、中国語、スペイン語でも対応している。電話番号は全国共通 0570-013904 である。

3．不法滞在になってしまっていたら

　速やかな帰国のためには法務省入国管理局へ出頭しなければならない。この際には本人確認が必要なのでよほど重症でない限り本人出頭が求められる。パスポートを所持していない、あるいは所持していても有効期限が切れている場合は母国の在日大使館または領事館に出頭することも求められる。出頭しても帰国までにしばらく時間がかかることがある。具合が悪く、順番を待っていると生命の危険がありうる場合には緊急での帰国となるが、それを実現するためには法務省入国管理局と母国の在日大使館、領事館宛に書いた医師の診断書が必要である。中には早く帰国をしたいがために医学的には何も問題がないのに、どこから聞いたのかこのような書類の作成をせがむ患者もいるが、医師としてあくまでも医学的に判断しなければならない。

―――――――――●ケース118：不法滞在、帰国―――――――――
・韓国人男性（東京都○○区）の件で、日本人女性（日本語/○○○病院のMSW）から
　昨日相談した韓国人男性の件ですが、韓国にいる妻が迎えにくるので帰国をすることになった。パスポートは持っているが切れてしまっている。どういう手順で進めていったらいいのか？

法的身分や不法滞在者の帰国手順など、クリニックや医院では患者から尋ねられてもなかなか答えられないであろう。このような場合にも前記と同様に「外国人在留総合インフォメーションセンター」(電話番号は全国共通 0570-013904)に問い合わせるよう話した方が早い。

●ケース 119：不法滞在、医療費、帰国

・タイ人性別不明(タイ語/住所不明)の件で病院の日本人 MSW(日本語/住所不明)から(病院名を名乗って頂けなかった)

　不法滞在のタイ人が胆嚢炎で入院している。PTCD のチューブが入っている。医師は帰国させた方がよいと判断しているが本人が承知しない。不法滞在の外国人を帰国させるのはどんな手続きがいるか。不法滞在者を治療した医療機関は何か罰せられるか。すぐに帰国できるようなら、チューブを抜いて帰したいが、時間がかかるようなら抜くことができない。どのくらい手続きの期間が要るのか知りたい。渡航費もない。治療費もないがそれはもういい。

　本人が承知しなければたとえ不法滞在であっても医療機関として強制的に帰国させることはできない。「治療費もないがそれはもういい」というのは今までの赤字はしようがないとして回収を諦め、これ以上の赤字は増やしたくないという医療機関側としては清水の舞台から飛び降りるような「大英断」、発想の転換であろうと思われる。しかしこのようなことが続いたらこの医療機関も不法滞在とわかった患者についてはいつかは入院拒否をするかも知れない。タイ語の通訳に入ってもらい、帰国すべき事情を本人に説明すべきである。

●ケース 120：不法滞在、医療費、帰国

・パキスタン人男性の件で、○○病院の MSW 女性(日本語/○○県○○市)から

　当院に入院しているパキスタン人男性の件。39 歳。外国人登録済み(当時)だが、オーバーステイ。昨年より外来で受診していたが、膀胱癌を患っており、手遅れに近い状態である。勤めていた会社が倒産して、給料の

未払いがあったため、帰国のタイミングを失ってしまった。先週から痛みが出ている。食事もとれず、点滴をしている。

　先週の金曜日にパキスタン大使館に連絡したところ、諸手続きをとってくれることになったが、このような場合帰国までどのくらい時間がかかるでしょうか？　大使館の方も別件の対応に追われ、慌ただしい様子です。状態もかなり悪く、1日も早く帰国させたい。また、自費のため、対処療法でやってきたが（本人同意のうえ）、帰国が延びるほど費用もかかる。ご本人は支払い能力がないので、救急医療補塡を申請予定。但し、救急ではないので、使えるかどうかわからない。また、1人で帰国するのは難しいと思われるが、付き添ってくれる看護師、医師はいないだろうか？

　不法滞在者が帰国しようと法務省入国管理局（いわゆる入管）を訪れると帰国まで場合によっては数週間待たされることがある。
　今回のように病気で早期の帰国が必要な場合は主治医が病状について情報提供書または診断書を書いて患者または患者の代理人に持参させて入管に出頭してもらうと、早期の帰国を認められることが多い。救急医療補塡の申請については「救急車によって搬送された」という事実が原則であり、故に医療機関から申請してもこのケースでは認められるかどうかは不明。となると入院期間が長引くほど未納金が増大することになる。このような場合は残念であるが、発想の転換をして「いかに未納額を小額で抑えるか？」という方向で処理を考えるのが現実的と言わざるを得ない。
　患者には支払い能力がないという状況で、飛行機代まで自己負担して故国まで付き添ってくれる医師、看護師を探すのはあまりにも困難であろう。どうしても航空会社が患者単独での搭乗を許可しないとなると医療費の未納を積み上げたまま、日本で死亡してしまうということにもなりかねない。医療機関が患者の判断を待っているだけであるとこういう立場に追い込まれかねない。最大のポイントは重症化しないうちに日本で治療するのか、帰国して治療するのか、疾患の状態、患者を取り巻く諸状況をよく吟味して医療機関として方針を固めて患者と話し合うこと

であろう。

4. 航空会社への診断書(図22)

　特に患者が重症であるとき、法務省入国管理局から帰国の許可が出たとしてももう1つの関門は航空会社である。飛行機の中で急変、死亡するような事態になったり、感染症が機内の客に感染するような事態が予想されたり、さらに飛行中、緊急事態で近くの飛行場に緊急着陸せざるを得ないなど航空会社や他の搭乗客にとって不利益が起こらないように、担当医に診断書の提出を求めてくる。各航空会社によって指定の用紙があるが、私の経験ではタイ国際航空(TG)と日本航空では英語、日本語の違いはあれ、まったく同じ内容、項目であった。他の航空会社もおおよそ同様かも知れない。タイ国際航空(TG)を例に挙げるとすべての項目の質問が先に述べたように英文であり、搭乗許可についてバンコックの本社の医師が決定するために回答も英文で記載が求められる。診断書については航空会社より内容について確認の電話が入ることが多い。

●ケース121：不法滞在、帰国
・韓国人性別不明(東京都)の件で、日本人女性(日本語/○○○大学病院MSW)から
　半年前オーバーステイになった韓国人がくも膜下出血になり、○月○日に搬送され手術をした。今はなんとか座れる状態で、帰国させたい。○○○○協会の方が韓国の受け入れ先の病院を探してくれているが、医師が連いていった方がよいのではないかと言っている。○○○○協会の方が付き添っていくので、韓国語のできる医師でなくてもよい。まだ、具体的な日程は決まっておらず、本人の帰国費用もどこから出るかはっきりしていない。医師の経費をどのように出すのかもわからない状態。

　受け入れた医療機関が気の毒になるようなケースである。本人の帰国費用もどこから出るのかはっきりしないというのでは、付き添いの医師

12 帰国を希望した場合

図 22 航空会社への診断書
タイ航空への診断書例。

の経費の捻出に関する見通しは暗いだろう。このようなケースは私たちが電話相談を受けている中ではごくごく稀なケースではないだけにすべて「医師のヒューマニズム」の中で対応と解決を求められることには疑問を呈さざるを得ない。

5．重症患者を外国へ移送する民間会社の存在

　重症患者を自らが所有する小型ジェット機で希望の国まで移送する民間会社がわが国にも2つほどある。国際的な会社の日本支社である。民間保険に連動しているようであるが、その金額は非常に高額である。発展途上国からやってきて不法滞在となり、母国への帰国を待っている人とはほとんど無縁の話と思って間違いがない。具体的な会社名、連絡先についてはインターネットで容易に検索できる。

●ケース 122：帰国

・フィリピン人女性のために○○○○病院 SW○○さん（日本語/東京）から
　○○○○病院に入院しているフィリピン人女性が今脳出血で意識不明の状態だが、飛行機に乗れるようになったら帰国する予定。帰る際に付き添いが必要な場合、派遣してくれるところまた医師、看護師のボランティアがあるかを知りたい。

　重症患者が帰国する際に疾患、病状によっては医師、看護師の付き添いを航空会社から求められるときもある。付き添いに際しては特に発展途上国からの患者である場合は医師の付き添い料など日当に計算すると支払える可能性は極めて低い。結局、無料または無料に近い「ボランティア」を探すということになる。
　すなわちこのケースでは日当なしでフィリピンまで往復し、場合によってはホテルに1泊しなければならないかも知れない。さらに航空運賃が支払えないので自己負担でということになったらどうだろう？　好

意で付き添う側の負担はあまりにも大きい。このようなことがいつまでも個人の犠牲的精神に頼らざるを得ないとしたら問題である。このような事態に陥らないように慢性疾患に関してはできるだけ重症化しないうちに帰国を勧めるべきである。但し脳出血などのように突発的に起こった急性疾患については解決策は乏しい。

　小型のチャーター機を持っていて重症患者を故国まで送るというサービスを行っている会社も世界にはいくつかあり、日本にも支社があるが、お金がないという人には難しいサービスである。

13 患者が死亡した場合

1. 宗教による制限

　イスラム教には火葬の習慣がない。過去に日本でイスラム教徒が死亡。遺体に関しても引き取り手がないために関係者が困って火葬にしたところ、後日判明した母国の家族から火葬にしたことについて強く抗議されたという事件があった。だからといって遺体を放置できるわけもないが、覚えておくべきケースである。因みに遺体をそのまま冷凍して航空機で母国に移送するには莫大なお金が必要となり、実質的にはあり得ない選択肢である。

2. 不法滞在者の遺体の処遇

　本来、日本にいないはずの人が死ぬわけであるから話はややこしくなる。日本人であれば医師が死亡診断書を書き、それを役所に持っていき、火葬・埋葬の許可を得るとともに、戸籍から抹消する(除籍)手続きを採ることになる。不法滞在者が死亡した場合、わが国政府の罰則を恐れて関係者が一斉に連絡を絶ったり、いなくなったりすることが予想されうる。そうなると亡くなった方について極端にいうと「出身国」「国内の連絡先」「母国の連絡先」など何もわからない最悪の事態も考えられる。出身国に結びつく書類がなければ在日大使館でさえ動いてはくれないかも知れない。こうなってしまうともはや1つの医療機関の手に負えるところではない。医療費、死亡診断書などの作成費すべてが未納になる可能性も十分にある。故にこのような事態を発生させてしまってはならない。重症化しないうちに帰国を勧めるのか、国内で治療を行うのか、しっかりとした判断が求められる。

●ケース 123：不法滞在、死亡

・アメリカ人男性（英語／○○市）の件で、○○○○病院 MSW 女性（日本語）より

　入院中のアメリカ人の方が亡くなった（オーバーステイらしい）。今後の処理をどのようにしたらよいか。日本人の配偶者と思われる人が付き添っていた。

　日本で住民基本台帳に登録されているのであれば市町村区役所に死亡を届け出る。また、アメリカ大使館へも連絡が必要。遺体については病院より死亡届を出してもらい、市区町村から埋葬許可書を出してもらい、火葬できる。あるいは、希望によりエバーミング処理をし、遺体を本国へ移送する場合もある。いずれにしてもややこしい作業が待ち構えている。

14 エイズについて

2013年12月29日現在、厚労省に登録されたHIV感染者の数は15,783人、エイズ患者は7,188人、この他に凝固因子製剤による感染者の数は1,435人である。実数としては欧米諸国よりも少ないが、先進国の中でいまだに感染者、患者の数が増え続けているのは日本だけという危機的状況にある。そのような状況の中、男性同性愛者における感染者・患者の増加が新たな感染者・患者の約7割を占め、数字を押しあげている。外国人に関して数字をみてみよう。感染者15,783人中2,748人(17.4%)が外国人であり、特に女性では2,230人中1,391人(62.4%)を占めている。

患者についてみると7,188人中1,189人(16.5%)が外国人であり、同じく女性については715人中380人(53.1%)を占めている。日本における外国人居住者の割合は不法滞在など把握できない人の数を加えてもせいぜい約2%あるかないかの数字であるということを考慮すると、日本のエイズ問題の解決は外国人に対する対応策を抜きには語れないということになる。

もちろん外国人すべてがHIV感染危険群というわけではないので、誤解しないようにして頂きたいが、外国人が結核、治癒せず遷延している呼吸器系疾患、帯状疱疹などの免疫力低下を疑わざるを得ない症状で来院した場合にはHIV感染の可能性を常に頭に置いて、場合によっては血液検査を勧めるべきである。このような際にも血液検査を勧めることが恥ずかしいあるいは言葉が通じないなどという理由をつけて、本人に検査を受けることについての意思確認をせずに検査を施行してしまってはいけない。

まず第一にこれは人権に違反する。次に万が一、結果が陽性であったときにどのように告知してよいのか、悩むことになる。現在、エイズ検査については即日検査キットが複数発売されている。うち1種類は第3世代と呼ばれる種類の検査キットでありHIV-1および2に対する抗体検査である。感染してから陽性反応が出るまでに3ヵ月期間がかかるといわれている。陽性判定例については1/100の確率で偽陽性例があるといわれており、陽性判定例については確認試験が必要である(**図23**)。さらに1種類は第4世代と呼ばれる検査キットでありHIVウイルスの抗原に対する反応をみるもので、すな

14 エイズについて

わち、感染してから3ヵ月より、より早く感染の有無がわかるといわれている。但し欠点が2点ある。1つはHIV-2には対応していないこと、もう1つ

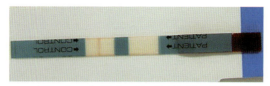

図 23 エイズ検査—即日検査法（第3世代）
　用紙の右端に受検者の血液を全血で滴下。向かって左の白い部分に縦に赤い線が浮き出てくる。ここは陽性の見本を示している。結果は向かって右の白い部分に出る。
　この例では向かって右の白い部分内には縦に赤い線が認められないので「陰性」と判定。

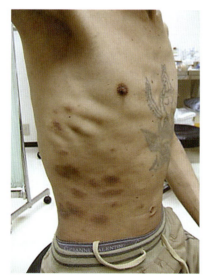

図 24 タイ人エイズ患者
　41歳。食欲がなく舌が荒れていると来院。
　身体に黒っぽく見えるのはカポジ肉腫。口腔内はカンジダ症。即日検査法、第3世代陽性。後日判明したPCR法も陽性。
　タイ人の配偶者は病気のことは知らない。告知と配偶者の検査をどうするのか？　不法滞在の立場で治療をどのようにどこで行うべきか？　タイ人看護師を入れて話し合った。

は全血の検査ができず遠沈器にて血清を採る必要がある点で手技が煩雑であることである。

AMDA国際医療情報センターではタイ人感染者、患者については日本の看護師免許をもつタイ人を医療機関や患者本人、家族の求めに応じて無料で告知、通訳、啓発活動にと派遣しているので、このようなケースを抱えた場合には問い合わせされたい(**図24**)。

●ケース124：エイズ

・中国人女性(中国語/？)より

○○病院(産婦人科)でHIV検査を受けた。医師には陰性と伝えられた。でも自分はすごく不安で何度も確認したが本当に大丈夫か。

現在、保健所・保健福祉事務所で行っているHIV検査も結果だけを被検者に知らせる方法であり、この方法ではエイズ感染に関連してノイローゼ気味になっている被検者は疑心暗鬼に陥りやすいと思わざるを得ない。これは外国人、日本人を問わない問題である。一時は陰性という報告に安堵しても「本当に正しい結果を教えてもらったのだろうか」と次の瞬間には医師の言葉を疑うからである。

私が行っているのは検査の判定方法を被検者にまず説明し、被検者の目の前で彼らの血液を用紙に滴下し、用紙を取り違えたのではないかという疑いをもたれぬよう、用紙に被検者自身のサインをしてもらう方法である。それでも何度も繰り返して説明を求められたり、クリニックを出た外から何度も携帯電話をかけてくる人もいるぐらいである。

HIV感染者、エイズ患者を診察していて医師として悩むことは多い。中でも感染者、患者にパートナーがいて、パートナーが感染の事実に気づいていない場合である。パートナーに既に感染が起こっているのか否か、いないなら今後どのように共同生活していけばよいのかアドバイスしたいが、パートナーに医師や医療関係者が直接接触をもって事情を説明することは感染者、患者のプライバシーに対する重大な侵害とされている。しかしパートナーに事実を告白して検査を受けるように話してほしいと感染者、患者に説得を試

みてもさまざまな理由で拒否されることが少なくない。このような場合、感染者、患者のプライバシーが優先されるのか、パートナーを感染の危険から助けることが優先されるのか医師、医療従事者として難しい判断を迫られることになる。私はこのような中で感染者と連絡が取れなくなり、数年後に再びやってきたときには既にパートナーも感染していたという苦い一例を経験している。「1人の人間のプライバシーを守ること」と「1人の人間をHIV感染から守ること」のどちらが重いのか、皆さんにも是非考えて頂きたい。

●ケース 125：エイズ、通訳

・ガーナの男性（○○県○○市）の件で、○○市疾病対策課より
　○○市健診センターで実施しているHIV検査でガーナ人男性が陽性だと判明しました。○月○日に告知が行われるが英語の通訳を派遣してもらいたい。

　電話通訳の利点はたくさんあるが、電話通訳では対応が難しいと思わせるのはこのようなHIVに関する告知である。患者が動揺するのは目に見えており、電話では姿、表情が見えないだけに告知後の患者の精神的ケアまで十分にできないからである。可能であれば通訳に来てもらった方がよい。

●ケース 126：エイズ、通訳

・インドネシア人男性（インドネシア語/不明）の件で日本人女性（○○○病院SW/日本語/東京都）から
　まだ確定診断はされていないがHIVに感染していることは間違いないと思われる。今後告知を含め病院に来てくれるインドネシア語通訳はいないだろうか。感情的にならず割り切って通訳してくれる人がよい。

　医療通訳の大原則は自分の感情は抑えて医師、医療職の言葉を患者に、患者の言葉を医師、医療職に伝えることである。このような条件を付けるということは過去に自分の感情を交えてしまう通訳がいたのであろう。客観的な立場で通訳に徹することができる人材が少ないという証拠

でもある。よりよい医療通訳の養成が急がれるわけである。

●ケース 127：エイズ、通訳

・タイ人女性（タイ語/東京都○○区○○○）から

　来日・結婚から 2 年。治療を始めて 1 年経つ（病名は言わないが、おそらく話の内容から HIV であろう）。肺にカビが生えている。薬はずっと飲んでいるが、2 日前から自己判断で飲むのを止めている。薬を飲むと胃が痛くなり、息をするとき胸（特に左側）も痛くなり、痰に血が混じるため。そのことは夫も知っている。薬はなんの薬だか、よく知らない。入院したこともまだない。明後日の 29 日に○○○医大で受診することになっている。通訳を連れてきてほしいと病院から言われた。夫もタイ語はよくわからないので、通訳をお願いしたい。

　AMDA 国際医療情報センターではタイ人エイズ患者、HIV 感染者に限り、患者だけでなく、日本の医師、医療従事者の診療を支援するために専門のタイ人看護師を派遣している。このケースは派遣して対応した。

15 その他、特に注意すべき事柄

1. 海外での医療の継続、関連事項についての依頼

1. 予防接種

非常に難しい判断を迫られることがあり、別項で述べた如く小児科専門医に任せるべきと考える。

2. 海外で行ってきた抗がん薬投与などの一連の治療の継続

海外でこのような化学療法、ステロイド療法などを継続して行ってきた人が日本にやってくることになり、薬剤を持参し、実際に注射をしてくれる医師、医療機関を探すというケースも少なくない。一番の問題となるのはその薬剤が日本で未発売である場合や母国でもそれが民間療法であって薬剤として政府より許可になっていない場合である。注射をすること自体は簡単な手技であるが、それに伴う副作用あるいは事故が発生した場合、医師としての責任が問われるであろう。慎重にならざるを得ないが、患者側と連絡が取れる場合には母国での治療の経過などを記載した主治医からの情報提供書を事前にファックス、郵便などの手段で入手してなんらかの手段でこちらに送ってくれるよう依頼すべきである。初診でやってきた際に提出されてもその場で外国語で記載された書類を読み、病気の全体像を理解し、さらに求められている治療の内容について理解するにはあまりにも時間がかかり過ぎる。

●ケース 128：医療の違い、薬

・ブラジル人女性（ポルトガル語/ブラジル）より

ブラジルで子宮内膜症の治療を受けていて、3ヵ月に1回注射をしている。その注射薬を日本に持って行った場合、注射をしてくれるところはありますか？ 医師の診断書とか薬の説明書とか持って行った方がいいでしょうか。

なかなか簡単には答え難い相談である。注射をする手技自体は簡単であるが、日本で販売許可になっていない薬剤の注射を求められた場合、①本当に患者の疾患に必要な薬であるのか、調べようがないことがあり不安になることがある。さらに、②重篤な副作用が出現した場合、薬事法の絡みで医師としてその責任を問われないか？　ということである。

3．避妊のための徐放剤（インプラント）の手術による摘出

過去に十数回、上腕に埋め込まれた避妊のための徐放剤（インプラント）の摘出を依頼されたことがある。妊娠したいからというのがその動機である。徐放剤は長さ4cm程度の合成樹脂の棒状の中心をくり抜いた穴の中に入っているようであり、いずれも上腕の内側の皮下に末梢から中枢に向かって扇形に5本程度埋め込まれていた（**図25**）。局所を指で触ってみると明らかに軟らかい棒状のものが本数分、触知する。摘出手技は比較的簡単である。日本では行われていないだけに摘出を求められた医師は最初は戸惑うようである。私が摘出した患者のうち、国籍をはっきりと覚えているのはタイ人、コロンビア人、ペルー人であり、いずれも母国で産婦人科医に埋め込んでもらったとのことであった。

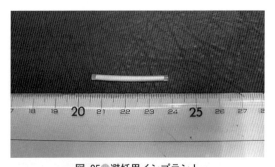

図 25　避妊用インプラント
コロンビア人女性から摘出。
　合成樹脂で中に白い錠剤が詰まっている。これが上腕内側に扇形に5本から6本、埋め込まれている。

15 その他、特に注意すべき事柄

━━━━━━━━●ケース129：医療の違い━━━━━━━━

・ブラジル人女性(ポルトガル語/群馬県)の件で、ブラジル人女性(日本語)から

　インプラントという避妊を上腕にしているがそれを外したい。以前そちらで聞いたことがありましたがクリニックの名前を忘れてしまいました。教えてください。

　東南アジア、中南米ではこの「インプラント」は結構一般的なのかも知れない。1回症例を経験すると二度とは忘れない。合成樹脂でできており、埋め込まれたものを摘出するには扇形に埋め込まれた扇の要の部分に局麻下に小さな切開を加え、一部を露出させて、ペアンなどで保持して引っぱれば容易に抜けてくる。

━━━━━━━━●ケース130：医療の違い━━━━━━━━

・ブラジル人男性(ポルトガル語/静岡県)よりブラジル人の妻のために

　腕に埋め込む避妊チップは日本でしてもらえるか？　注射は？

　避妊チップの埋め込みは日本では行ってはいない。しかし逆に海外で埋め込んだものを摘出してほしいという依頼に出会うことがある。私が経験した数例はいずれも上腕の内側の皮下に扇形に5本または6本埋め込まれていた。触診で本数がよくわかるので局麻下の摘出は比較的容易である。

2．医学的に根拠の薄い診断書の作成を頼まれたら…

　とんでもない診断書の作成をもちかけられることがある。このような場合、患者が厳しい諸状況の中にあると、ついつい同情してしまいそうだが、絶対に踏み越えてはいけない。医師としての良心、医師としての学問的能力を貶めてはいけない。

　先にも述べたが、例えば不法滞在で早く帰国したい人は、法務省入国管理

局に出頭するときに、「このような病気、病状で一刻も早く帰国が必要です」という医師の診断書を持参すると、帰国の順番を無視して早めに帰してくれる。これを悪用しようという考えであるが、たとえ提出しても怪しいと思った懸案には当然、同局担当者から確認のための連絡が入ることがある。また3ヵ月の短期滞在ビザで在日の家族を訪問するためにやってきた人が3ヵ月の期限が近づいても帰国したくなく、しかし不法滞在にもなりたくなく、最後にすがってくるのがこの診断書である。病気で日本でどうしても今、治療することが必要な場合は、在留期間のリミットに近づいても「わが国で治療を続ける必要性がある」と法務省入国管理局が認めた場合には合法的に在留期間を延長することができる。そのためには医師の診断書が必要なのである。

　私も作成を依頼されることが少なくない。中にはどう考えても軽症、あるいは健康であるのに診断書を書いてくれるまで帰らないという雰囲気の人がいて、限りある診療時間の中で対応するのに苦労する。このようなケースでは「私は嘘は書けないのであなたの今の状況をそのまま書く。判断は法務省入国管理局が行う、それでもいいか？」と尋ねて、「それでもいい」と答えたら正直に今の状況を文章として書いて封をする。このように私が軽症または健康と判断した人の中で私の診断書（情報提供書）のために在留期間が延長されたなどという人はいない。

●ケース131：証明書、診断書

・ブラジル人男性のために○○県の医療機関のMSWより

　今日初めて来院した患者がパスポートが切れている。更新手続きをしなかったのはそのとき具合が悪かったことにしたいので診断書をつくってほしいと言っている。パスポートを更新するには必要なのか？　今日が初診なので日付は今日になる。本人は病気のため会社を解雇になり、生活保護を申請している。

　自分の都合を医療機関に一方的に押しつけてくる人は少なくない。特に診断書が入手できればさまざまな道が開ける可能性がある人は必死である。但し、いかなる場合でも虚偽の診断書を作成すると医師、医療機関としての信用を損なうばかりか、次回、似たようなケースに遭遇した

場合に断りにくくなったり、恐喝されることもありうる。何よりこれは違法行為である。外国人同士の口コミ情報は早い。ついつい同情からというのは許されないことである。決して加担してはならない。

3．保証人になってほしいという依頼

外国人患者にとって医療機関で出会う医師・医療従事者は信頼できる日本人かも知れない。また母国において医師・医療従事者の社会的信頼性が高ければ、同じ視線で日本の医師・医療従事者を見るようである。そのためか、さまざまな個人的依頼をもちかけられることが多く、中でも「保証人」になってほしいという依頼には要注意である。保証人に就任することを承諾するということは、依頼人がなんらかの契約に不都合を生じさせた場合はその責任を代わって引き受けるということになるのである。金銭的な責任がかかってくることもある。故に代わって引き受けるくらいの覚悟がなければ迂闊に引き受けるべきではない。もちろん覚悟ができている場合は引き受けてもかまわない。

4．保険証の不正使用

健康保険、国民健康保険や後期高齢者医療保険などの公的保険の保険証を他人が使用したり、複数の人間が利用するケースが後を絶たない。これは立派な犯罪である。医療機関によっては公的保険に加入していない人の場合は医療費の未納などの危険が生ずるために医療機関の経営のためにも見て見ぬふりをするところがあるようである。しかしながら公的保険制度の本来の主旨、運営状況をみているとこのような行為は許してはならない。

●ケース132：保険証、不法滞在

・代理の日本人男性（日本語／○○○○○病院）より性別不明のタイ人のために

不法滞在のタイ人についての相談。他人の保険証を使って一度来院、

検査の結果大腸にポリープがあることがわかった。今日、本人から電話があり、下血しているとのこと。受け入れてくれる病院を探してほしい。

　患者を受け入れることはいずれの医療機関でもできるだろうが、他人の保険証ということがわかっていてその使用を認めてくれる医療機関はないであろうし、あってはならない。最初の医療機関が「受け入れてくれる病院」を探している理由を是非とも知りたい。この場合は医療費の未納を生み出す可能性が高いからではないかと疑いたい。

●ケース133：保険証、不法滞在

・代理の日本人男性より（日本語／東京都）
　知人の奥さんがフィリピン人であり、その奥さんの姉は不法滞在者。妹の保険証を持って病院にかかった。ほくろがありそれを取るためであったが、皮膚癌と診断され、緊急手術をした。今は退院し、通院中とのこと。他人の保険証であることはばれてないが、その奥さん本人が妊娠した場合など、病歴がばれる恐れもあり、正直に言いたい気持ちもあるとのこと。どうすればよいのか。また、ビザがない人が入れる保険はないのか。

　健康保険証（いわゆる社会保険）にも国民健康保険証にも後期高齢者医療保険証にも本人であることを示す写真は貼られていない。したがってこのように親族、友人が本人を装って受診するケースが後を絶たない。なぜ本人確認するための手段を講じないのか、実に不思議である。本人ではない人の使用は不正使用であるので決して認めてはならない類の事柄である。

●ケース134：保険証

・タイ人女性（タイ語／○○県○○町）から
　1年前子宮の手術をした。また具合が悪いので診察を受けたいが、友人の保険証を使ったので、今まで行っていた○○市民病院には行きたくない。どうしたらいいか。他の病院を紹介してほしい。

保険証の不正使用は犯罪である。医療機関によってはうすうす不正使用に気がついていながらも、自費診療にした場合、医療費の未納を生み出すのが怖くてそのまま使用を認めてしまうケースもあるようである。しかし日本の公的保険制度は一種の互助制度であるので使うだけ使って保険料を支払わないのであれば、財政的に公的保険制度の崩壊につながりかねない。不正使用を許してはならない。

5．海外にいる人を治療のために日本に呼び寄せたいと言われたら

　外来にやってきている患者またはなんらかのつてを頼って面会にやってきた外国人に自分の親、兄弟、親戚、知り合いを日本で治療したいから呼び寄せるために証明書を書いてほしいと依頼されることがある。いわゆる難病やがん、外傷など病名はさまざまである（図26）。

　過去には下記のようなことがあった。日本にやってこようとすると現地の日本大使館では渡航許可を出すための資料の1つとして日本の医療機関、医師からの招聘書類を審査する。その招聘書類というのが医療機関、医師からの証明書というわけである。どんな疾患、外傷でどういう治療が必要ということは書くことができるが、実際に患者を診察していないわけであるから、要は依頼者の発言を鵜呑みにして作成せざるを得ない。現地医療機関の診断書、カルテのコピーなど持参する人も中にはいないわけではないが、問題はこのような書類でさえ、医療機関のサインも含めて偽造できてしまう国があるということである。すなわち治療が必要な人などいなく、日本に出稼ぎに行く隠れ蓑にされかねない危険性が潜んでいたということである。2010年6月に法務省により医療滞在ビザが創設された（7頁参照）。現在、このような依頼は医療滞在ビザの取得を指導すればよいということになる。逆に言えば医療滞在ビザ取得の要件を満たさないケースについては日本国内での療養は極めて困難と説明することができる。

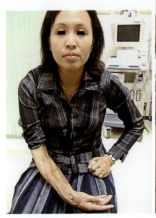
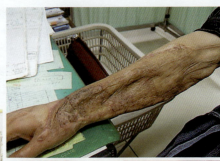
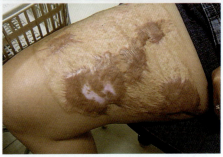

図 26●カンボジア人女性
難民として日本に定住した親族を訪ねて短期滞在ビザで来日。
母国で自動車事故に遭い、右の前腕の肉をえぐられ、プノンペンで右大腿部より皮膚移植（右上段）。その後、移植片採取部位もケロイドが強度になった（右下段）。
手術希望で来院。ケロイドの状況からは本人申告の術後半年よりはるかに時間が経過しているように思えてならない。手術費用については心配ないという話であったが、付き添ってきた親戚などと突っ込んだ話し合いをしているうちに誰が支払うのか、うやむやになってしまった。

●ケース 135：来日医療

・ヨルダン人男性の件で、ヨルダン人男性（英語）から

　ヨルダンにいる 12 歳の男の子が 2 年前に手首から手が切れてしまった。日本へ連れてきて治療する方法はないのか？　例えば義手をつけるとか何か助けてもらえる方法があれば教えてもらいたい。また資金を出してサポートしてくれる組織か NPO はないのか？

　国外にいる親族・友人の治療を求める電話相談は少なくない。しかも

医療費も負担してほしいと言われればなかなか答えは見つからない。こんな要望を診察が終わった患者からもちかけられた経験をもつ方もいらっしゃるのではないだろうか。

　この種の相談が増えるのは難民キャンプなどから難病に苦しむ子どもなどが高度の政治的判断によって NPO などを通じて日本に受け入れられたというニュースがテレビなどで放映された直後である。彼らが日本までの旅費、医療費も全部無料で受け入れてもらったと聞けば、自分の身内も同じように受け入れてほしい、どのようにしたら受け入れられるのだろう？　と藁にもすがる気持ちで病院にやってくることを笑うことはできない。ある意味での差別を「政治的配慮」という名の下に行っているのである。尋ねられて「そういう方法はない」と答える方もつらい。しかしできないものはできないと答えざるを得ない。

●ケース 136：自費診療、来日治療

・性別不明の中国人（中国在住）の件で、○○市民病院の日本人女性（日本語/○○県）から

　中国在住の人が当院で心臓の手術を希望しており、日本にいる患者さんの関係者と明日お会いし、詳しい事情を尋ねる予定。治療目的で入国した人をお金の面で助ける制度や方法があればアドバイスしてほしい。公的保険や生保については、外国人への適用状況は理解している。また治療目的で入国できるのか？

　故国にいる家族を日本に連れてきて手術を受けさせたい、治療を受けさせたいという申し出は外国人を多く診療している医師であれば誰もが一度は経験したことであろう。私も手の指で数えられないほどある。一番の問題は医療費であろう。当然のことながら公的保険には加入できず、生活保護法も適用にならず、行旅法の適用にもならない。自費診療ということになり、とても払い切れるとは思えない。医療機関に未納金という赤字を積み上げる可能性が相当高いと覚悟しなければならない。まずは医療滞在ビザの取得をするよう指導することでよいと思う。

もう1つの大問題は医療費である。具体的にいうと健康保険いわゆる社会保険、国民健康保険や後期高齢者医療保険に加入できない短期滞在の人が治療を受けると自費診療となり、相当な高額になる。これを日本よりはるかに物価が安い発展途上国からやってきた人がどのようにして払うのか？　という素朴な疑問である。

　「誰が払うのか？」と問い詰めていくと、初めは「この人はお金持ちだから心配ない」とか「日本にいる親戚が金持ちだから大丈夫です」というのが段々怪しくなっていき、いつのまにか「？？」という状態になってしまうことが多い。以前にこのような書類を作成してもらってバングラデシュからやってきた巨舌症の少年が大学病院の外来を転々とし、結局は医療費の問題がネックになり米国へ出国していった例がある。このような書類を作成したことに対する責任もまたかかってくるということを忘れてはならない。

　東南アジアではタイ、シンガポールには巨大な近代的病院があり、米国式の医療を展開している。もし本当に医療が必要であれば、これらの国の私立病院を受診、治療を受ける方が金銭的には安く済むはずと助言してあげることも必要かも知れない。

●ケース137：自費診療、来日医療、証明書、診断書

・ルーマニア人（ルーマニア在住）の件で○○県○○病院の相談員（日本語）から

　○○県に住んでいる友人を訪ねてルーマニアから脳外科の治療のために来日予定の方がいらっしゃるのですが、その方の治療費を支える団体などあるのでしょうか。教えてください。

　日本に行けばなんとかなると思ってなのか、日本の医療を高く評価してくれるためなのか、治療のために来日を希望する人は後を絶たない。現実には必ずといってよいほどぶつかるのが医療費の壁である。医療機関の医師が「治療のために招聘する」という診断書の作成を家族、関係者から依頼されることも少なくないが、依頼された際には「医療費はいったい誰が出すのか？」という素朴な疑問を解決しておかねばならない。こればかりはいい加減なことでは済まされない。もし「私が出す」と言う

人がいるならば医療機関にやってきてもらって直接確認すべきである。

　私の経験では、初めは「自分が医療費を出す」と言い張っていた人もしつこく理路整然と問い詰めていくと、いつの間にか「わからない」とか「この人の親戚が○○にいてその人が出す」とか怪しげな話に変化していってしまう。誰が医療費を出すのか不明のまま日本にやってくるということは受診する医療機関に未納を押しつける可能性が極めて高い。こうなると医療機関が気の毒にもなるが、招聘のための診断書を書いたという責任は重い。相談されたら１人で解決しようと思わず、医療機関として考えるべきである。

16 外国人医療…今後の課題

　わが国の高齢化は想像以上に早く、2005年上半期で既に人口は減少に転じている。外国人の問題も過去のように「勝手に海外から押しかけてきた人々の問題」という次元ではなく、高齢化日本の労働力確保のために国策として相当数の外国人労働者の就労を認めることに伴う諸問題の中の一分野として早急な対策を求められる時代になりつつある。また外国人富裕層を当て込んだメディカルツーリズムや外国人観光客をもっと増やすためのサービスの一環として、外国人の医療の充実を図ろうという考えの人たちもいるようである。外国人が共生できる社会づくりの中で彼らが日本人同様の医療を受けるためには、わが国のプライマリ・ヘルスケアの圧倒的大部分を担当する小規模医療機関の果たさなくてはならない役割は非常に大きい。しかしながら期待されても個々の小規模医療機関の努力だけでは乗り越えられない部分がある。

　それは第一に医療機関が対応できない言語についてのバックアップ体制、第二に医療制度や未納問題、諸外国の医療習慣に関する知識について常日頃からバックアップしてくれる体制、第三は熱帯病、輸入感染症などに関連するバックアップ体制である。国家として速やかにこれらの体制づくりを急ぐべきである。

■あとがき

　昨今の人口減少問題、出生数の減少問題は日本の労働力減少に直結し、日本という国の斜陽の時代を迎えるのではないかと言われている。由々しき事態である。理解しやすいのはこの「労働力の低下」を外国人労働者で補おうという発想であり、一方では各国が二国間貿易協定の目玉として日本に望んでいるのが、自国の労働者の大量受け入れである。相次いで発展途上国から外国人労働者が入ってくるとなると日本の社会も彼らの受け入れのための工夫をせざるを得ないだろう。いい意味で日本社会の国際化が図られるべきと考える。

　1980年頃から始まったインドシナ難民のわが国への受け入れは、受け入れ施設の1つが置かれた神奈川県県央地区においてさまざまなトラブルを引き起こした。丁寧に当時の記録をたどり、どのように対応したのか、どのあたりが問題点として残ったのかを解析することは、今後予想される外国人の大量流入に医療を含めたさまざまな分野でどのように備えるべきかのヒントをくれるものと考えるが、なされていないのは誠に残念至極である。類似したトラブルが日本全国で将来起こりうるからであり、それを未然に防ぎ、共生の社会を築くには当時のトラブルの総括と今後の提言が欠かせないからである。要するに一人ひとりの医師、看護師、コメディカルの努力では外国人医療の問題も支え切れないのであり、情報の共有と受け入れのためのシステムづくりが必要ということである。

　外国人医療は日本の少子高齢化による労働力不足を補うための大量の外国人労働者の誘致、2020年の東京オリンピック開催を控えて外国人観光客のさらなる増加など、国、経済界を挙げた取り組みの中で今、大きな曲がり角を迎えようとしている。

和文索引

あ

「あつい」という表現……………………70
アルコール類……………………………60

い

イスラム教…………………………15, 50
　――の女性………………………………50
イスラム教徒……………………………59
インフォームド・コンセント
　……………………………44, 52, 72, 151
インプラント…………………………172
医学用語…………………………………25
　――に対応した適切な訳が見当たらない言語……………………………43
医師と患者の関係の違い………………87
医療学…………………………………147
医療機関雇用通訳の訓練………………39
医療機関の外部掲示……………………19
医療機関の内部表示……………………21
医療券…………………………………110
医療習慣…………………………………15
医療制度の違い…………………………15
医療滞在ビザ…………………………2, 7, 177
　――取得の指導………………………177
医療通訳…………………………14, 37
医療と文化………………………………14
医療費………………………3, 15, 91, 147, 150
　――の未納………………………2, 91, 145

え

エイズ………………………………5, 125, 166
　――検査………………………………166
笑顔………………………………………24
永住者…………………………………110
英文証明書……………………………131

お

オーバーステイ……………11, 98, 100, 155

か

かかりつけ医……………………………3
がん検診………………………………121
カクテル療法…………………………125
火葬……………………………………164
海外での医療の継続…………………171
海外の医療………………………………76
海外民間保険…………………………129
外国語書類………………………………31
外国語の母子手帳……………………122
外国人医療………………………………1
　――職……………………………………77
　――労働者………………………………77
外国人患者…………………………3, 24
　――受け入れ医療機関認証制度……2, 7
　――受け入れによるトラブル…………3
　――が利用できる医療・福祉制度……94
　――の応対の仕方………………………24
　――の国籍………………………………13
　――のための入院ガイド………………30
外国人在留総合インフォメーションセンター……………………………143, 158
外国人専門医療機関……………………3
外国人登録法…………………………1, 6
片言………………………………………24
割礼………………………………………62
感染症…………………………………160
　――法…………………………………111
漢方医学…………………………………70

き

帰国……………………………………154
急性疾患………………………………147
救急医療通訳……………………………36
協会けんぽ………………………………92

く

薬の使用方法……………………………63
薬の自己管理……………………………64
組合健保…………………………………92

け

化粧………………………………………53
経済連携協定……………………………8
血液型……………………………………57
結核……………………………………111

i

研修ビザ……112
健康保険……78, 92
　——保険料……96
健診……81
検診……121
言語の問題……13
現地の医師への情報提供……154

【こ】

コインによる引っ掻き傷……68
コミュニケーション……13, 19
子どもの肥満……58
姑息的治療法……147
公的保険適用……82
行旅病人及行旅死亡人取扱法……117
抗甲状腺薬……65
後期高齢者医療制度……109
後期高齢者医療保険……135
航空会社への診断書……160
高額療養費の助成……96, 103
高齢化……182
国民皆保険制度……78, 92
国民健康保険……78, 95, 101, 135
　——保険料……102
国民保険税……103
根治治療……148

【さ】

サプリメント……61
菜食主義者……59
臍帯血……57
在留カード……1, 6, 9, 96, 102
　——所持者……1, 3
在留管理制度……1, 6
遡り加入……104

【し】

ジェネリック医薬品……149
死亡……164
　——診断書……164
刺青……68
自助努力……92
自費診療……16, 60, 82, 135
　——の費用……138, 140
児童福祉法……113
時間を守らない……72
疾患の違い……17, 71

社会保険……10, 78
受診の仕方の違い……84
宗教観……48
習慣……48
住民基本台帳……6, 101
出産……55
　——育児一時金……97, 103
　——手当金……97
処方できる薬剤の制限……79
処方日数……79
女性医師……50
女性スタッフの同席……52
徐放剤……172
小乗仏教……49, 65
招聘書類……177
紹介状……154
証明書……32, 174
　——作成費用……131
上座部仏教……49, 65
情報提供書……155
食事指導……75
食事に関するタブー……59, 75
食生活……48, 75
「素人」通訳……38
身体障害者手帳……124, 125
身体障害者福祉法……124
身体を見られる恥ずかしさ……51
診察時間のロス……47
診断書……32, 174
新型インフルエンザ……18
人権……72, 166
　——侵害……87

【す】

ステロイド薬……65

【せ】

セクハラ……52
生活習慣病……58
生活保護法……110
性的侮辱……51
性別……48
精神保健福祉法……127

【そ】

措置入院……127
相互理解……48

即日検査キット………………………… 166

た

タブー……………………………48, 59, 75
多言語での対応……………………………13
胎児認知………………………………… 115
短期滞在………………………………… 135

ち

地域医療………………………………………3
地域の国際化………………………………26

つ

通訳……5, 32, 36, 37, 40, 41, 43, 45
　――と患者の関係……………………………41
　――不適格者……………………………………45

て

ディスカウント………………………… 151
デング熱……………………………………18
定期的な通院………………………………71
定住者…………………………………… 110
点滴…………………………………………61
電話相談……………………………… 32, 36
電話通訳…………………………24, 32, 36

と

トリオフォン………………………………14
東京都保健医療情報センター……………36
特定健診………………………………… 121
特定疾患の医療費助成………………… 124

に

日本人医師に対する不信感………………48
日本の医療…………………………………76
日本未発売薬剤………………………… 171
西ナイル熱…………………………………18
入国管理局………………………… 143, 157
乳児検診………………………………… 121
乳幼児医療費助成制度………………… 128
妊娠出産…………………………………56, 97
　――に関する母国語でのDVD‥41, 122
妊娠中絶……………………………………56
妊婦……………………………………… 122

ね

年齢…………………………………………48

は

パスポート……………………………… 156

ひ

ヒポクラテスの誓い…………………… 148
ヒンズー教徒………………………………59
ビタミン剤…………………………………60
非政府組織（NGO）………………………37
被害者意識…………………………………74
避妊……………………………………… 172
病診連携………………………………………3

ふ

ファミリードクター（家庭医）…………84
プラ・クルアン……………………………54
プライマリ・ケア……………………………3
不活化ワクチン……………………………89
不法滞在者…………………………2, 10, 121
　――の遺体…………………………………… 164
分割払い………………………………… 150
文化感………………………………………48

ほ

ほくろから生える毛………………………66
ボディランゲージ…………………………26
ボランティア………………………………40
ポリオ………………………………………89
保険外診療………………………………60, 135
保険証の不正使用……………………… 175
保険適用……………………………………81
保険点数10割…………………139, 140, 148
保証人…………………………………… 175
補塡制度……………………………… 11, 128
母国医師……………………………………88
母国語で対応できる医師…………………47
母子手帳………………………………… 122
母子福祉法……………………………… 101
母子保健法……………………………… 127
法的在留資格………………………………10
翻訳…………………………………………31
　――グッズ…………………………………27

ま

慢性期の治療…………………………… 148
慢性疾患……………………………………70

み

密入国 ·· 9
民間損害保険 ··· 129
民間療法 ··· 67
民族的差別 ··· 74

む

無国籍者 ··· 115
無料の予防接種 ···································· 115

も

「儲かる」患者 ·· 2

ゆ

ユダヤ教徒 ··· 59
輸入感染症 ··· 18

よ

予防接種 ······························ 15, 89, 114
　——事業委託医療機関 ···················· 115

予約 ··· 84
幼児虐待 ··· 67
養育医療 ·· 99, 127

ら

来日医療 ··· 178

り

留学時の予防接種 ································ 116

れ

レシート ··· 132
レセプト ··· 79, 95

ろ

労災保険 ··· 111
労働基準監督署 ···································· 112

わ

ワンストップ型相談センター ············ 144

欧文索引

1日処方量 ·· 81
7ヶ国語対応外国人患者のための入院ガイド ·· 30
9カ国語対応服薬指導の本 ···················· 29
16ヶ国語対応診察補助表 ······················ 28

A

AMDA 国際医療情報センター
 ·· 4, 24, 32, 122

B

BANGKOK HOSPITAL ······················ 84

E

EPA(Economic Partnership Agreement)
 ··· 8

H

HIV 感染者 ··· 166

R

Rh(−) ··· 58

著者略歴

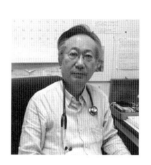

1949(昭和24)年	北海道夕張郡栗山町出身
1974(昭和49)年	慶應義塾大学医学部卒業
1980(昭和55)年	慶應義塾大学外科学教室専修医終了
	栃木県厚生連佐野厚生総合病院外科医長、内視鏡室長
1982(昭和57)年	神奈川県大和市立病院外科医長、内視鏡室長
1985(昭和60)年	インドシナ難民大和定住促進センター嘱託医兼任
1990(平成 2)年	小林国際クリニック開設
1991(平成 3)年	AMDA国際医療情報センター設立の中心となり、所長に就任
2001(平成13)年	外務大臣表彰受賞
2003(平成15)年	慶應義塾大学医学部三四会奨励賞受賞
2005(平成17)年	神奈川医学会学術功労賞受賞
2012(平成24)年	かながわレッドリボン賞受賞

現在：医療法人社団小林国際クリニック 理事長・院長
　　　公益社団法人大和市医師会 会長
　　　特定非営利活動法人(NPO法人)AMDA国際医療情報センター 理事長
　　　AMDAグループ 代表代行
　　　慶應義塾大学看護医療学部 非常勤講師
　　　慶應義塾大学看護医療学部大学院 非常勤講師
　　　近畿大学医学部 非常勤講師

著書：『外国人患者診療ガイドブック』ミクス，1993年
　　　『6ヶ国語対応外国人にも利用できる日本の医療・福祉制度ガイド』中山書店，1993年
　　　『愛をあげたい；小さな町の国際クリニックから』フェアフィールド，1996年
　　　『外国人患者診療・看護ガイド』エルゼビア・ジャパン，2002年
　　　『外国人患者への外来対応マニュアル』永井書店，2006年

医師・看護師必読　臨床 外国人外来対応マニュアル
ISBN978-4-907095-21-5 C3047

平成27年3月10日　第1版発行

著　者────小　林　米　幸
発行者────山　本　美　惠　子
印刷所────三　報　社　印　刷 株式会社
発行所────株式会社 ぱーそん書房

〒101-0062　東京都千代田区神田駿河台2-4-4(5F)
電話(03)5283-7009(代表)/Fax(03)5283-7010

Printed in Japan　　　　　　　　　Ⓒ KOBAYASHI Yoneyuki, 2015

- 本書の複製権・翻訳権・上映権・譲渡権・公衆送信権（送信可能化権を含む）は株式会社ぱーそん書房が保有します．
- JCOPY ＜(社)出版者著作権管理機構　委託出版物＞
本書の無断複写は著作権法上での例外を除き禁じられています．複写される場合には，その都度事前に(社)出版者著作権管理機構(電話 03-3513-6969，FAX 03-3513-6979，e-mail：info@jcopy.or.jp)の許諾を得て下さい．